JIBING MIMA

疾病密码

唐云 著

天津出版传媒集团
天津科学技术出版社
·天津·

GUANGXI NORMAL UNIVERSITY PRESS
广西师范大学出版社
·桂林·

图书在版编目 (CIP) 数据

疾病密码 / 唐云著. -- 天津 : 天津科学技术出版
社 ; 桂林 : 广西师范大学出版社, 2020.11
ISBN 978-7-5576-8665-9

Ⅰ.①疾… Ⅱ.①唐… Ⅲ.①中医诊断学 Ⅳ.
①R241

中国版本图书馆 CIP 数据核字(2020)第 164483 号

疾病密码
JIBING MIMA
责任编辑：胡艳杰

出　　版：天津出版传媒集团
　　　　　天津科学技术出版社
地　　址：天津市西康路 35 号
邮　　编：300051
电　　话：(022) 23332695
网　　址：www.tjkjcbs.com.cn
发　　行：新华书店经销
印　　刷：广西广大印务有限责任公司

开本 710×1000　1/16　印张 20.75　字数　300 000
2020 年 11 月第 1 版第 1 次印刷
印数：1～8000 册　定价：88.00 元

序

　　记得2004年晚秋，在浙江中医药大学叶新苗教授的新居中，我有缘与唐云医师相遇、相识，并知悉唐云医师的著作《走近中医》出版后，广受读者喜爱，掀起阅读热潮，让很多读者在他的娓娓道来中了解了中医是什么，中医治病的道理在哪里，从而开始信任和接受中医。一晃十六载过去了，当他拿着新著的书稿求序于余时，余欣然允诺之。

　　通读书稿，深感唐云医师学贯中西，全书内容幽默轻松却见解深刻，诙谐有趣又不乏新意，将中医的理法方药讲得透彻淋漓又通俗易懂。这部能吸引我一口气读完的中医书，没有高深莫测与故作神秘，却让我们通过身边最常见的现象和最普通的事例逐渐探知疾病与中医的奥秘，无愧于《疾病密码》这个书名。

　　新型冠状病毒疫情期间，中医再次体现了其不可替代的价值。全国各地在这次新冠疫情中使用中医药治疫的成功经验，充分证实了中医药在治疗疾病中的特点和优势。书中唐云医师通过蒲辅周先生治疗流行性乙型脑炎、李东垣遏制大头瘟毒的案例，生动阐述了中医治疗传染病的机制——调整人体的内、外环境。万物由环境而生亦由环境而灭，故而掌握了环境的秘密，就掌握了对致病菌的生杀大权，由此治病即可无往而不胜！

　　唐云医师于书中也着重介绍了中医四大经典之一的《黄帝内经》，"治病必求于本"也出自此书。这个"本"就是根，我们治病必须要治其根本。本在哪里？就是阴阳。中医讲究阴阳，认为一阴一阳谓之道，阴阳者，天地之道也，也就是自然界的对立统一关系。"治病求本"就是中医的天道，而《黄帝内经》就是中医参破天道的钥匙。

《黄帝内经》还提到"夫邪之生也，或生于阴，或生于阳。其生于阳者，得之风雨寒暑；其生于阴者，得之饮食居处，阴阳喜怒"，一句话将中医的致病因素完全概括。致病因素这么复杂，中医治疗时就需要辨别阴阳、表里、寒热、虚实。依靠什么辨别？望、闻、问、切四诊！这是中医识破疾病的武器。识破疾病后，治疗时便需要中医的另一个主要特点——辨证论治了。此书中唐云医师的每个病案均体现了他临床对辨证论治的重视，这是中医治疗疾病中万万不可丢弃的！中医同病异治、异病同治的特色便源于辨证论治，这也是中医与西医认识疾病的最根本的差别，相信书中的例子能让读者有更深切的体会。

中医是致中和的医学。所谓"致中和"就是我们要把人体调整到一种和谐的状态。"阴平阳秘，精神乃治"，阴阳达到平衡，身体才能达到最健康的状态。寒者热之，热者寒之，虚则补之，实则泻之……疏其血气，令其条达，而致和平。中医看病依靠的就是这样貌似简单而又富有中华优秀传统文化的哲理，这就是中医的"天道"，也是一切疾病的密码所在。

第十、十一届全国政协委员
中华中医药学会方剂学分会名誉主任委员
中国哲学史学会中医哲学委员会副会长
浙江省文史研究馆馆员
浙江中医药大学原副校长

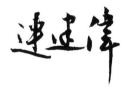

2020年3月10日于杭州无我斋

缘　起

1

东汉建安十年（公元205年）。

深夜。

长沙太守府书房。

一位清瘦的中年官员穿着汉服，哦不，官服，正在灯下沉思。

五年前官渡之战后，袁绍兵败，郁郁而亡，汉王朝名存实亡，曹操俨然是当下朝廷的实际控制人。各地义兵四起，战乱频繁。

伴随战乱而来的是瘟疫。

十年间，一个两百多人的庞大家族，只剩下不过五六十人，其中大多数死于瘟疫。

想到这儿，他不禁悲从中来，眼眶里滴下几滴浊泪。

我救不了大汉王朝，但我生平所学医学，却可以救百姓于危难！

一个宏伟的誓愿在他心头升起。

于是他白天在公堂上开诊治病，晚上勤求古训，博览群方，更是将自己所思、所得、所证录之笔端，以期这些宝贵的经验，可以帮助后人摆脱瘟疫的困扰。

只见他擦了擦眼睛，今日所治病人的情景又清晰地浮现在眼前：

这个病人，昨天发热恶寒，头痛，骨节疼痛，脉象弦紧，我给他开了麻黄汤，让他回家喝完药后盖上被子捂捂汗。今天他高兴地跑来告诉我，夜里出了一身大汗，烧就退了。还拎了一篮鸡蛋来谢我，我哪会要他的鸡蛋啊。

还有这个病人，同样是发热恶寒，头痛，但是更怕风，风一吹到身上就冷得起鸡皮疙瘩，而且不停地出汗，还有恶心干呕，脉象浮缓。这就不能再发汗了，所以我给他开了桂枝汤，还嘱咐他喝完药后吃一碗热粥，以增强药力，明天估计就能好了。

最严重的是这个病人，本来用桂枝汤就能好，可是前面的医生不仔细辨证，明明已经出汗了但热不退，他还继续用汗法，现在可好，病人的汗一发不可收拾，止也止不住，面色苍白，四肢逆冷，连讲话的力气都没有，这是人体阳气衰亡的表现啊。我也只能先用四逆汤试试了，如果汗能渐渐收敛，那还有生机。人命至重，容不得一点疏忽啊！

将所有病人回忆一遍之后，他取过竹简，郑重地写下：

太阳之为病，脉浮，头项强痛而恶寒。
太阳病，发热汗出，恶风脉缓者，名为中风。
太阳病，或已发热，或未发热，必恶寒体痛，呕逆，脉阴阳俱紧者，名为伤寒。
……

五年后书成。
是为《伤寒杂病论》。
他，就是被后世誉为医圣的张仲景。
又因为张仲景在公堂上为病人治病，因而中医看病又被称为"坐堂"。

金开兴元年（公元1232年）。

汴京（今河南开封）城外。

围城的蒙古兵刚刚退去。

流亡至此的富二代——济源县（今属河南省）税务局长李杲，正呆呆地看着城门外堆积如山的百姓尸体，嘴里喃喃自语：

白骨露于野，千里无鸡鸣。

生民百遗一，念之绝人肠。

回到家中，李杲仍久久不能平静，哀伤一阵阵涌上心头，他不禁研墨展纸，悲愤地记录下白天所见：

解围之后，都人之不受病者，万无一二，既病而死者，继踵而不绝。都门十有二所，每日各门所送（尸体），多者二千，少者不下一千，似此者几三月……

惨绝人寰，人间地狱。

李杲想，我一定要做点什么！

虽然我的志向并不是做医生，且我学医只是为了家人不被庸医误治，但此时此刻，我愿意用我所学、尽我所能去救治这些在战乱中幸存的百姓，使他们不枉死于疾病的魔爪！

第二天，人们发现汴梁城内新开了一家医馆。

而坐堂医生正是那个税务局长——李杲。

由于李杲不缺钱，平日里混的基本都是上流社会。京城里的王公贵族知道他擅长医术，所以家里有个头疼脑热，常常私下里请李杲去治疗，很多名医都治不好的病，经李杲之手，往往两三天就好了。因此，李杲的医馆一开张，立刻在"朋友圈"引起"刷屏"，医馆门前也排起了长队，前来求医者络绎不绝。

几天忙下来后，李杲发现，好多患者的病情并没有如预想中的药到病除，有些反而加重了。

这些病人的症状都非常类似，主要表现为发热烦躁，呼吸喘促，头痛口渴，怕风。这明明是外有风寒内有郁热的特征啊，可是用了大青龙汤来解表清热，却如泥牛入海，见不到一点效果。

这到底是什么病？又该如何治疗呢？看着明明像伤寒，可是为什么按伤寒的方法来治不能获效呢？是我遗漏了什么重要信息吗？

苦思不得其解的李杲寝食难安。

连续几天吃不下，睡不安，李杲觉得自己心口如有一团火在燃烧，头痛欲裂，气短无力，风一吹就浑身难受……

就在此时，李杲的脑中突然灵光一闪。

这些患者都是在蒙古兵围城两三个月后发病的！

这两三个月里，城中百姓饥饱无常，起居不时，寒温失所！

对了！问题就在这里！

对一个居无定所，整日担惊受怕，三餐都无法保证的人来说，最受伤的是什么？

是脾胃！

这就是病根所在！

心中豁然开朗的李杲似乎一下子来了食欲。连吃两碗米粥之后，之前所有的不适一扫而光。

一个全新的治病方案在他心中酝酿成熟，一张"神方"即将在他手中诞生！

我们先来看看病人服用了新方的效果：

服药一天，热退。

服药二天，头痛止，喘促轻。

服药三天，病愈。

李杲为了后人不再误治这种看似为伤寒，本质却和伤寒截然不同的病症，特意将自己的心得体会写成了一本书，这本书叫《内外伤辨惑论》。

书中详细介绍了内伤（脾胃损伤）病的各种病状、机制和治法。

当然，书中重点推荐了他新创的治疗内伤发热的神方——补中益气汤。

傅山，对，就是那个诗、书、画、武、医全面开挂的傅青主，如此评价补中益气汤：

东垣（李杲号东垣老人）一生学问，全在此方。

而李杲的这一次思考，一不小心催生了中医史上一个极富影响力的流派——补土派。

3

清乾隆初年。

苏州，太湖，洞庭山。

一叶扁舟上一白发老者站立船头，背负双手，时而欣赏美景，时而回首低语。

老者身后，一青年书生手持纸笔，边倾听，边记录，似乎生怕漏下一个字。有时，青年轻皱眉头，似乎有不解之处；有时又嘴角上扬，仿佛恍然大悟……

透过青年的笔尖，那是一行行清秀的行书：

温邪上受，首先犯肺，逆传心包……

大凡看法，卫之后方言气，营之后方言血。

在卫汗之可也，到气才可清气，入营尤可透热转气，……入血就恐耗血动血，直须凉血散血……

且吾吴湿邪害人最广……

热病救阴犹易，通阳最难。救阴不在血，而在津与汗；通阳不在温，而在利小便。

……

这位青年可能没有想到，他今天所记的笔记，将会是中医学上最伟大的学术论著之一，几乎字字是经典，句句是秘诀！而且这篇不到四千字的论著，将开创出继张仲景之后，影响后世最大的中医流派——温病学派！

这位老者叫叶桂。

他还有一个名扬天下的名字——叶天士。

毫不夸张地说，叶天士，是继张仲景之后，中医史上最伟大的医生（没有之一），实力圈粉无数。

礼部侍郎沈德潜给他点赞：

名著朝野，即下至贩夫竖子，远至邻省外服，无不知有叶天士先生，由其实至而名归也。

《清史稿》为他站台：

大江南北，言医者辄以桂为宗，百余年来，私淑者众。

清代著名医家吴瑭（字鞠通）是他的"死忠粉"。吴瑭所写《温病条辨》被后世尊为温病学派经典著作，可书中所记条文，所用方剂，几乎全来自叶天士医案。正是吴瑭出色的整理、命名，让散落在叶天士医案中的杰出医学思想和方剂，串成一串闪亮的珍珠，成为和《伤寒杂病论》交相辉映的不朽经典，银翘散，桑菊饮，三仁汤，清营汤……吴瑭用他的书，实现了对叶天士的无上致敬。

在百姓眼里，叶天士已然是"神"：关于叶天士是"天医星"下凡的话题屡屡上热搜，登头条。

叶天士是中国最早发现和有效治疗猩红热的医生。

叶天士的《温热论》使中医具备了将传染病一网打尽的能力，让各种致病菌生无可恋。

叶天士，是对张仲景方掌握、使用最出神入化的"大咖"。

叶天士所创的久病入络（各种慢性病最后会引起微循环的障碍）、奇经（任脉、督脉、冲脉、带脉、阴维、阳维、阴跷、阳跷）用药法，至今仍有极大的临床价值。

……

即使很多年以后，叶天士早已不在江湖，但江湖依然有他的传说。

他的私淑弟子王士雄（字孟英），凭一己之力，在霍乱病魔前横刀立马，救下无数百姓。其所著《霍乱论》，所创蚕矢汤、连朴汤、燃照汤无不闪耀着叶天士温病学派的睿智和光芒。

张仲景与叶天士。

伤寒与温病。

这是中医学上相互辉映却又不可逾越的两座丰碑！

这是中医界的少林与武当。

中医学至此终臻大成。

4

在我的心里，一直有一个中医梦。

不知这个梦来自何方，却如同与生俱来一般，无可割舍。

小学，和伙伴们一起，在田边地头，挖回一棵叶子宽大、中间竖着穗子的野草，后来知道那叫车前草。

初中，在邻居家发现一本纸页泛黄、用毛笔抄写的《秘方大全》，死缠烂打，最后借回家熬了几个夜终于完整地抄录了一份，幻想着用这些方，就可以成为妙手回春的神医。

高中，和同桌探讨各种有关中医的故事、传说和"秘方"，印象最深的是一本叫《神奇的阿魏》的书，说这个阿魏是长在古老棺木中的一种菌类，具有神奇的功效，吃了它癌症都会消失等等，于是就经常想着去深山老林里找神药。

高考完，父母问：你打算报什么志愿？

我脱口而出：中医学院啊。

就这样，带着十七年对中医的憧憬和神往，我一脚跨进了浙江中医学院（现浙江中医药大学）的大门。

在那里我度过了五年的学习生涯。

五年里，我系统学习了中医理论，从阴阳五行到望闻问切，从四气五味到温清补消，初步形成了中医辨证施治的理念。

同时，我又系统学习了西医学基础，从解剖、生理、病理、药理，到西医诊断学、内科学，从现代科学层面了解了疾病发生的内在变化和机制。

在这两种不同医学的碰撞中，我不断产生疑惑和思考。

西医的各种知识和理论，都是建立在解剖实验和客观数据之上的，有强大的现代科学为之背书，因此深得大众信任。而中医几千年来，所论无非阴阳虚实、寒热燥湿，名词听起来不但像古董，而且似乎虚无缥缈、不可捉摸，因此不断受到质疑和否定。

中医能治病并且治好病的道理到底在哪里？

为了找到答案，课余我如（hu）饥（lun）似（tun）渴（zao）地阅读了大量的中医典籍，上至《黄帝内经》，下至《医学衷中参西录》，很长一段时间里，我不是在看书，就是在去看书的路上。

张仲景，巢元方，孙思邈，许叔微，张元素，李东垣，刘完素，张从正，朱丹溪，危亦林，张景岳，孙一奎，李时珍，黄元御，吴又可，傅青主，陈士铎，叶天士，徐灵胎，吴鞠通，王孟英，郑寿全，张锡纯，蒲辅周，秦伯未……

一个个熟悉的名字，一本本难啃的典籍。

无数个不眠之夜后，一个念头在我心底渐渐浮现。

原来中医的奥秘就在我们眼皮底下！

它是那么普通，那么平凡，那么简单，但它却是天地之"道"，万物之"道"，中医之"道"。

这个奥秘就是：环境。

万物因环境而生，亦因环境而灭。

疾病亦然。

外环境异常，则致病菌滋生，感染人体，是为外感诸病。张仲景治伤寒，叶天士治温病，王孟英治霍乱，蒲辅周治乙脑，并不是中药可以杀死致病菌，而是中医拿起了环境这把大杀器，热者寒之，寒者热之，湿者燥之，燥者润之，管你什么菌，我把生你养你的老巢一锅端，看你还能逞强到几时？

内环境异常，则细胞的功能和形态也随之发生变化，是为内伤诸病。中医可以治高血压，可以治糖尿病，可以治肿瘤，并不是中药可以降血压、降血糖、抗肿瘤，而是中医依然祭起了环境这个法宝，热者寒之，寒者热之，湿者燥之，燥者润之，管你什么病，我给细胞提供一个舒适安逸的环境，它自然就可以正常地工作与生活！

所以，环境异常是万病之源。

人们害怕死亡，是因为死后的世界不可知。

人们害怕疾病，也一样是因为对疾病的来龙去脉不了解。

当你明白一切疾病的根源，无非是内、外环境异常所致，只要我们能调整好环境，疾病就能烟消云散，你，还会对疾病心生恐惧吗？

从这个意义上说，中医不愧为一门伟大的医学，它不但可以治身病，更可以治心病。

2003年一场突如其来的非典，掀起了一场对中医的热烈讨论与思考，然后有了我的第一本书《走近中医》。去年年底一场新冠来势汹汹，而我的第二本书《疾病密码》即将出版，这是巧合？抑或是一种冥冥之中的注定?

　　在很多年前，曾看过一部关于中医的电视剧，剧中内容早已记不清，可是镜头一闪而过的一副对联却如同刻在心底一般，历久弥新：

　　几味君臣药，一丸天地心。

唐云

2020年3月23日于杭州贴沙河畔

目 录

一场无知引发的闹剧

剧情：

话说很久很久以前（反正古老到有文字记载以前了），上古的智者上观天象，下察地理，中体人情，逐渐参悟了宇宙与生命的奥秘，这个奥秘，被称为"天人合一"，世代口耳相传。

文字诞生以后，这个奥秘被记录进了一本书中。据说，只要读懂了这本书，你就掌握了生老病死的奥秘，你就具备了妙手回春的能力。

战国时期的扁鹊（秦越人）读懂了它，写出了著名的《难经》，被后人称为"神医"。

汉朝太守张机（张仲景）读懂了它，写出了流芳百世的《伤寒杂病论》，被后世称为"医圣"。

晋朝皇甫谧读懂了它，写出了《针灸甲乙经》，成为针灸学派的开山鼻祖。

唐朝的孙思邈读懂了它，写出了《千金方》，被后人称为"药王"。

金、元时期，有四个人各自读懂了书中的一小部分，就分别创立出了影响深远、门人众多的四大医派，这四个人分别是李东垣（补土派）、刘完素（寒凉派）、朱丹溪（滋阴派）、张从正（攻下派）。

清朝叶天士读懂了它，创立了温热学派，成为中国传染病学的先驱。

……

这本书的名字叫：《黄帝内经》。

以它的理论为宗旨的医学，后来被称作中医。

不管有多少人因它而荣耀，也不管有多少人因它而受益，它始终不张扬、不浮躁、不虚荣，而只是默默地守护着中华民族的健康和昌盛。

它博大精深，犹如一口古井，外观朴素，内涵深邃，需要你静心研读、细心体会、耐心参悟而后方能有所成就。

它只告诉你疾病的原理和规律，治病的方向和原则，却不会让你按图索骥、照病用方，悟性差者，可能终其一生都入不了门。

所以，当西方医学传入中国以后，它那规模化的教学方法、标准化的诊断模式、按病用药的治疗方法、日新月异的仪器设备，像是洋快餐一样，一下子就迎合了多数人浮躁、快捷、速成的心理，成为医疗领域的主导力量。

当然，还有一个重要因素，那就是经济利益。西医开个刀，发明一个新药，钱就滚滚而来，中医呢？整了几千年，还是望、闻、问、切，还是那么些树根草皮，太没"钱途"了（当然，无德医生给病人多开名贵药、高价药者除外）。

于是，中医不可避免地败落了、萧条了，而西医也如愿以偿地成了大家心中的"正统"医学。

但中医并没有灭亡。

一些"顽固分子"还是坚守在中医的阵地上，一个不注意就会冒出来露个脸。特别是当西医没辙的时候，中医出来一"折腾"，哎，病就给治好了。于是中医又开始被人关注了，振兴中医、提高中医地位的口号也被提出来了，中医的星星之火开始复燃了。

这时，西医自身的弊端也开始暴露了。高昂的治疗费、药物不良反应和医疗事故的频发，让人们开始对西医的信任发生动摇，很多人开始转而寻求更为安全的中医治疗。

眼看西医独霸医坛的梦想就要破灭了，有人开始坐立不安了。方某某扛着"科学打假"（司马昭之心）的大旗出场了。只见他满脸悲愤（看这表情就像中医和他有不共戴天之仇），声泪俱下地开始了控诉：

大家都看到了，中医和我们崇拜的西医是多么格格不入啊，当我们的科学已经发展到了基因时代，它还在谈论阴阳五行，这是一种愚昧无知的表现啊，这样的医学怎么能治病呢？它就是彻头彻尾的糟粕（先前称它伪科学还是抬举它了呢）和封建迷信，所以我们强烈要求将其废除。（这时何院士上场，表示赞同废除中医。）如果有同意的，就上来签名，我们的目标，是让中医在五年内退出国家医疗体制，回归民间，使西医成为国家唯一的医疗技术！

我说方大导演，你导演的这出闹剧怎么有"盗版"的嫌疑啊？如果没记错的话，在1929年余云岫之流好像也干过类似的事，当时提出来的口号是"废止中医以扫除卫生事业之障碍"。你这算是赶潮流，来回老剧新拍？

这时现场开始出现混乱，喊口号声、骂声、争论声、哭声不绝于耳，事后，据说有万余人参与了签名云云。

尾声：

卫生部（现国家卫生健康委员会）就上述事件发表声明，

声明表示：中医药既是中国的国粹，也是目前中国医药卫生领域中不可分割的重要组成部分，这是中国的优势和特色。在历史上，中医药为中华民族的繁衍生息和健康做出了不可磨灭的贡献，至今在现实生活中仍是解除病痛的一个重要选择。如果有这样的签名行为，那是对历史的无知，也是对现实生活中中医药所发挥的重要作用的无知和抹煞，我们坚决反对这样的言论和做法。

一场闹剧就此收场。

闹剧终归会落下帷幕，但不可否认，中医的现状是混乱不堪的。到医院去看看，有多少中医还在细心辨别患者症状的差异？有多少中医还能熟练运用中医的望、闻、问、切？有多少中医还会按照辨证施治的原则来诊断和用药？有多少中医还在斟酌药性寒热温凉？有多少中医还在精勤不倦、博极医源？有多少中医能把中医的道理讲个透彻、明白？可以说很少！一个抛弃了根本，全副西化的中医队伍，又如何能让人不感到担忧？中医，不因西医而亡，却会被那些"伪中医"亲手埋葬！这并非我杞人忧天，中医的现状、中医在国人心目中的地位、伪中医的横行，都已经很好地说明了问题。

同时，我在这里也想提醒那些动不动就出来叫嚣"中医是伪科学"，并且要"废除中医"的"中医黑"们，希望你们能好好反省一下"科学"的含义。科学的态度不该是"学术霸权"，更不该是"顺我者昌，逆我者亡"；而应该以事实为基础，认真调研，实事求是、客观公正地分析和探讨问题。要批判中医，希望你们能先弄清楚中医的本质以及中医治疗疾病的机制，否则，你们的无的放矢最终都会成为后人的笑柄。

中医到底是什么？中医是否可以治好病？中医又是如何治好病的？中医那些玄乎莫测的理论是否可以让所有人看个清清楚楚、明明白白？

《走近中医》出版至今已经过去十多年，我一直试图将自己的所思所想用更通俗有趣的语言表达出来，从酝酿到落笔，到数次推翻重来，终于有了一个能让我比较满意的稿子。我将它取名为《疾病密码》，希望能在轻松有趣的文字中，和大家分享我这二十年来和疾病"斗智斗勇"的收获。

我们的讲述，就从一场"战争"开始吧。

01

一场战争

　　说到人类历史上耗时最长的战争，相信多数人会想到英法百年战争。确实，这场战争从1337年开始到1453年结束，整整打了一百多年。但事实上，它和另一场战争比起来，实在是小巫见大巫。

　　因为，这场战争从人类诞生之日起直到现在就一直没消停过。

　　而且我可以断言，只要人类存在一天，这场战争就会持续一天，可称其为永不停止的战争。

　　这，就是人类与疾病之间的战争。

　　一场没有战火和硝烟的战争。

永不停止的战争。

　　但却是牵涉面最广（全人类），持续时间最长（尚不知何时结束），关注程度最高（估计除了极少数得道高人外，每个人都关注），死伤人数最多（具体数据无法统计，但可以肯定的是，要是没有这些伤亡，地球早就住不下了）的一场战争！

　　就是在这场耗费了人类极大财力、物力、人力以及精力的战争中，对手（疾病）不但没被打倒，反而阵容不断壮大（疾病种类日益增加），战斗力不断增强（对药物的耐受性越来越强），根据地（人类久攻不下的阵地，或称之为"绝症"）不断扩张，大有"不消灭人类，誓不罢休"之势。

　　也难怪，疾病这么嚣张，原来它是有资本的。

它的资本就是在"战场"上表现出来的突出的"军事"能力。具体来说，有以下几个方面：

疾病嚣张的资本。

1. 彼进我退。

比如，人类发明了抗生素，在和细菌的战役中取得重大胜利。此时，细菌并没有负隅顽抗，和抗生素拼个你死我活，而是聪敏地选择了暂时退却。通过不断研究、试探和进化，终于训练出了一支超级无敌耐药病菌部队，然后再对人类发动大规模进攻，让抗生素一败涂地、溃不成军。典型战例：SARS（非典型性肺炎）、高致病性禽流感、甲型 H1N1 型流感，以及超级细菌等，其凶猛的杀伤力，让人一时间闻之色变。

2. 彼疲我扰。

擅长搞偷袭。在你严阵以待时它一般不进攻，而喜欢在你睡眠、疲劳、忍冻挨饿、纵欲贪欢时进行突然袭击，打你个措手不及。也常常借天气的掩护（忽冷忽热、严寒酷暑、风霜雨雪等）出击，体弱者常常防备不及而中招。

3. 彼退我打。

当药物的猛烈进攻失去作用，或因各种原因停止药物使用之后，疾病往往卷土重来，反攻倒算，给人体造成更为严重的损害。比如高血压、糖尿病、乙肝、恶性肿瘤等疾病，在停药后往往病情会加重、恶化、难以控制。

4. 攻心为上。

致力于在人群中建立"疾病很可怕，不治速恶化"的恐惧心理，诱使人们病急乱投医，甚至产生"肢体诚可贵，生命价更高，若为治病故，二者皆可抛"的错误想法，从精神上摧毁病人的意志，以达到不费一兵一卒而大获全胜的目的。典型战例：肿瘤。可以这么说，相当多的肿瘤病人其实不是病死的，而是治死（手术、放疗、化疗）和吓死的。

事实上，要扭转这种不利局面，让人类在这场战争中重新夺回主动权，还是可以实现的。而具体的办法，就藏在老天爷那里。

什么？治病要从老天爷那里找办法？莫非要让我求神拜菩萨？封建迷信可是要害死人的！

非也，非也。

我们想从老天爷那里要的，只是它创制的一套程序。

有了这套程序，就可以破译疾病的密码，从而攻克疾病。

这套程序就叫——天道。

天道

天道，听起来很玄乎，其实一点儿也不玄乎。

它还有一个我们更熟悉的名字：自然法则。

○
天道即自然法则。

春天来了，一切都像刚睡醒的样子，欣欣然张开了眼，小草偷偷地从土里钻出来，桃树、杏树、梨树，争先恐后地开出了美丽的花朵，蜜蜂在辛勤地采蜜，蝴蝶在翩翩起舞，到处是一片生机勃勃的景象。

夏日的夜晚，知了还在不知疲倦地歌唱，令人讨厌的蚊子振动翅膀在你耳边嗡嗡作响，萤火虫打着它的"灯笼"在空中一明一灭地飞舞，蛐蛐弹奏着小夜曲，还有稻花香里的一片蛙声，哦，这热闹的夜晚啊。

夏去秋来，树叶开始变黄而飘落，庄稼开始成熟，金灿灿、沉甸甸的稻穗让人感觉到丰收的喜悦，动物开始为过冬储藏食物了，枫叶变得火红如血。

寒风凛冽的冬季，树叶已经掉完了，只剩下光秃秃的树枝，候鸟去南方越冬了，蛇、龟等动物开始冬眠了，千山鸟飞绝，万径人踪灭，大地一片寂静萧瑟。

怎么突然写起散文来了？

因为这就是天道最形象的注解（希望大家能留意上述文字，因为这中间还藏着一个天大的秘密）。

四季轮回，万物复始，优胜劣汰，物竞天择。

大自然就是这样以它自己的方式创造着世界，控制着世界，不随任何人的意志或想法而改变。

这就是天道。

可以这么说，天道就是一套复杂而精密的程序，掌控着宇宙万物形成（成）、衍化（住）、衰变（坏）和消亡（空）的变化规律，是世间万物一切变化的最终决定者！

如果把天道比喻成一位博学多才的伟人，那人类最多只能算咿呀学语的婴孩。

所以，老子在参悟天地奥妙之后，写下了这样的话："人法地，地法天，天法道，道法自然。"

有，且只有天道，才是这个世界的终极主宰。

这就是老子西出函谷关时留下的论断。

一个伟大的结论！

天道创造出了万物，所以有且只有天道，才是生命奥秘的唯一知情者和掌控者！而要想打开生命之门，破解疾病密码，唯一正确的办法，当然就是求助天道。

但问题又来了，老天爷不会说话，我们从哪里才能得到想要的答案呢？

远在天边，近在眼前。

还记得我让大家留意的那几段"散文"吗？生命与疾病的秘密，其实就藏就在这几段"散文"里。

有人要说了，这不就是一年四季最常见的景象吗？和生命的奥秘又有什么关系？难不成生命的奥秘和四季变化有关?

恭喜你,答对了。

春生夏长,秋收冬藏,这就是生命的全部秘密所在。

有人又要说了,这是小学生都知道的常识,哪是什么秘密?

事实上,这里面不但有秘密,而且是大秘密。

这个秘密就在于:生物发生各种变化的幕后推手是谁?

是生物体内的细胞、物质、成分吗?

不是。

那是什么?

是环境!

是生物生存的环境!

什么样的环境,决定了什么样的生物。

什么样的环境,决定了生物什么样的状态。

环境是一切生命的最终决定因素!

这就是生命的真正秘密。

古人早就发现了这个秘密,于是就有了下面这段有趣的记载:

环境是一切生命的最终决定因素!

橘生淮南则为橘,生于淮北则为枳,叶徒相似,其实味不同。所以然者何?水土异也。(《晏子春秋》)

从橘到枳,那可是基因的变更啊。而实现这一变化的,只是简简单单给植物挪了个位置(淮南到淮北)。

仅此而已。

伟大的环境!

我们花了大量的人力、物力、财力,企图在生物体内发现生命的秘密,殊不知,生命的真正秘密并不在生物体内,而在于其外部，在于其所生存的环境。

炎热潮湿的热带雨林、干燥的沙漠、寒冷的北极有着各自不同的生物，这是因为环境。

春、夏、秋、冬，动植物会发生周而复始的变化，这也是因为环境！

所以，环境才是主导生命形态、功能和活力的决定性因素。一旦环境发生改变，生命也必将随之而变化！

这就是我们要寻找的关于生命的天道。

请记住这个天道，要揭开疾病的密码，就全靠它了。

02

"病"的困惑

用天道来揭开疾病密码之前，我们有必要先来回顾一下对病的认识。

起先，我们是感到不舒服，如头痛发热、上吐下泻、胸闷心慌等的时候才会认为自己生病了，需要上医院看病。

渐渐地，在西医的影响下，我们不管有没有不舒服，定时都要上医院"逛逛"。

上医院干什么呢？当然不是去淘便宜货，而是去体检。

体检有什么用？查病。

拿体检结果和预先设定的标准值相比对，如果某个指标偏高或偏低（尽管你可能没有任何的不适），那么很不幸，你会接到医生表情严肃的忠告：这是病！要是不治疗，后果很严重。

于是，在医生的谆谆告诫下，吃药（或开刀）就成了"病人"的不二选择。

而治疗的时间多数是没准儿的。短的，可能一两天，长的可能一两个月，更长的，那或许需要终身服药。

这还算好的，因为不管怎样，都还有药可用，有方法可以治疗，总还有个盼头。

可怕的是，有些"病"明明诊断很明确，但医生却告诉你，这个病目前无药可医、无法可治（如肿瘤晚期、某些免疫系统和先天性疾病等）。

还有最无奈的，明明身体很不舒服，可全身上下查了个遍后，医生却告诉你，一切正常。既然"正常"，那当然无须治疗，也无法治疗。于是，你还得继续忍受那些不舒服，而且是哑巴吃黄连。

可人还是难受啊，难受就要上医院啊，次数多了，医生也烦了（没病还老来看病），估计是心理有问题。再到精神科医生那里一咨询，哦，这是焦虑症的表现，那就吃点抗焦虑的药吧。

于是，在镇静、安神的药物作用下，原先的不适似乎好了些，可人总觉得哪儿不对劲，整天昏昏沉沉，注意力不集中，老犯困想睡觉，还健忘……一旦哪天忘了吃药，原先的不适又都回来不说，人还更难受。

那就认真吃药吧，这该没问题了吧？不一定。因为，渐渐地你会发现，原先吃一颗药可以舒服几天，现在要每天吃才有用，原先吃一种药就可以控制，现在要几种药合用才能见效。

更糟糕的是，长期服药使得肝、肾、胃等脏器都不堪重负，威胁着要进行"罢工"（脏器功能受损而衰竭），眼看着生命都要危在旦夕……

病人困惑了：明明是来治病的，为什么治来治去（花费的精力和财力暂不说），不但原先的病没好，怎么病反而更多更严重，连命都快保不住了呢？（很多的医患矛盾、医疗纠纷就是这样产生的。）

于是不少人发出了这样的感叹：借我借我一双慧眼吧，让我把这困惑看个清清楚楚、明明白白、真真切切！

使沸水冷却的两种方法

西医对病的认识特点是什么呢？我们不妨来看一个简单的例子。

提问：炉子上烧着一锅水，现在水开了，正在沸腾。请问如何才能让水不沸腾？

回答一：把炉子的火灭掉，水就能逐渐变凉不沸腾。（掌声鼓励，回答正确）

回答二：往锅子里加冷水，水就不沸腾了！这种办法见效快，加完冷水，锅子里的水马上就会不沸腾。什么？水还会再沸腾？没关系，我可以继续加冷水，我加、加、加……瞧，它不是又不沸腾了？啊？锅子里的水已经加满了，不能再加冷水了，水又沸腾起来了？这该怎么办啊？（作无可奈何状）

现实生活中，西医的治疗方案与上文第二种方案类似。

我们来模拟一下西医的看病治病过程。

假设沸腾的水是一种有待治疗的疾病，西医的做法通常是这样的：

第一步，检查。用温度计测量水温，发现温度为100℃。

第二步，诊断。根据统计学研究，正常状态下水的标准温度应该是20℃±5℃，现在，测量值（100℃）远远高于标准值，所以可以确诊为"高水温病"（根据西医对疾病的命名方式，也可能称之为"高水温综合征"）。

第三步，治疗。治疗的原则就是给水降温。通常的做法是，往沸水里加冰，并时刻监测水温，当水温下降到正常区间（20℃±5℃）时，宣布治疗成功（很多时候，这种方法能立竿见影）。

可是，由于外界的火源还在，过不了多久，水又开始沸腾了。怎么办？那就定时定量往锅子里加冰吧（终身服药），这样就能在水沸腾之前先把水温降下去，病情"成功"得到控制。

可是，当锅子里不断加入冰块后，热水便越来越多，这时，再加入同样剂量的冰，降温效果就变差了（耐药性）。

怎么办？那就多加点儿冰吧（增加药量或多药联用），于是，短时间内，病似乎又得到了控制。

但问题并没有因此而解决。

因为锅子最终会加满，而水也必将再次沸腾起来（药物失效）。而此时，锅子由于长时间在火上"煎熬"，加上忽冷忽热的刺激，也开始不堪重负，锅壁出现裂纹、漏洞（药物的副作用及疾病的并发症），于是，原先仅仅需要解决水沸腾的问题，现在又演变到需要修补锅子，情况变得更复杂、棘手了……

一个典型的例子就是对高血压病的认识和治疗。

一般情况下，收缩压高于140mmHg，或舒张压高于90mmHg，连续3次以上就可以诊断为高血压病。目前发病原因不明确，需终身服药控制。如果不及时、正规治疗，会对人体造成极大危害，如中风（脑出血）、肾功能衰竭（尿毒症）、心肌肥大、心力衰竭等。

所以，为了身体健康，为了长命百岁，药千万不能停，哪怕这一吃就是一辈子。一种药不够那就用两种，两种不够就用三种，总之，要利用一切手段，把降压进行到底。

看着服药后的血压被降到了正常值（90—140mmHg/60—90mmHg），五脏六腑却开心不起来。

因为只有它们明白，被大家看作过街老鼠、人人喊打的高血压，其实是被冤枉的。

现在很多人才30岁就被诊断出高血压，终身服药，想想实在可怕。

换句话说,"高血压病"是一宗冤假错案。

而这宗冤案最大的受害者正是五脏六腑。

要给这宗冤案平反,首先需要我们弄清楚一个事实,那就是:血压到底是干什么的?

血压背后的真相

我们都有这样的经验,自来水要顺利、通畅地流进每户人家,需要一个合适的水压。当水压过低时,高楼的用户水流就会变得细小,甚至停水。所以,适当的水压对供水非常重要。

血压起到的作用,也正是如此。

人体的各个细胞、组织、器官,就像是一幢楼的各个住户,血压的任务就是把足够的血液输送到这些住户的家里。

白天或运动时,是人体这幢大楼里各住户的"忙时",对血液的需求量就大,这时就需要相对较高的血压来增强供血,不然,用血量大的住户(如心、脑、肝、肾等)就很可能出现"断血"状况。

夜间或休息时,是各住户的"闲时",对血液的需求量会明显减少,所以只要较低的血压就能保证各住户的用血。

血压的这种动态波动有三大好处:

一是节能。该高时高,该低时低,就像一台变频空调,可以最大限度地节省能量的损耗。

二是按需供给。该多时多,该少时少,这样既不浪费,也不会出现短缺,确保每一处都能获得恰到好处的血液供给,以保持最佳的工作状态。

三是保护血管,延长血管的使用寿命。血压的按需升降，可以使血管弛张有度，不必长时间承受较大的压力，从而减缓血管的老化。

那么，人体又是如何实现血压的这种动态调节的呢？

这就需要大脑出马了。

大脑，作为人体的总指挥和总决策者，时刻监控着人体这幢大楼里各住户（尤其是重要住户，如心、肝、肾、脑等）家里的供血状况。当然，大脑这么做，并不是要偷窥住户（器官）的隐私，而是为了保证人体这幢大楼安全、有序地运行。

当大脑监测到某住户（器官）有明显的缺血状况时，就会立即启动防缺血紧急预案。

这一紧急预案包括加快心率，增强心脏搏动，启动肾素－血管紧张素系统，升高血压等措施。通过这一系列措施，可以有效增强对缺血住户（器官）的供血，于是各住户（器官）又能继续愉快地工作了。

大脑以升高血压为信号告诉我们身体有危险，而西医却在拼命删除这一信号！

可以这么说，每个高血压背后，都存在一个或多个缺血的住户（器官）！

那什么原因会导致住户（器官）缺血呢？

最常见的有以下几种情况：血液黏稠度高（如高血脂、高血糖、高血小板、高红细胞等都可以导致血液黏稠度增高）、血栓形成、血管痉挛或狭窄、血管硬化、血容量不足等。

而这才是高血压病的真正罪魁祸首。

如果我们把高血压作为一种疾病来治疗，那后果就是这样的：

在降压药的作用下，血压被强制降到西医认可的正常范围（90—140mmHg/60—90mmHg），可是血压一下降，供血刚刚得到改善的器官又开始缺血（严重的甚至断血）。

这个时候，大脑不高兴了。

我费了好大劲儿才把血压升上去，眼看着就要大功告成，原本缺血的器官供血开始慢慢增加，马上就要恢复到正常水平了，你倒好，不问青红皂白，给我来个釜底抽薪，血压一下子被打回原形，这不是让我前功尽弃吗？

大脑很生气，后果很严重。

它给出了更强烈的升压指令！

于是，在大脑的指挥下，人体动员一切可以动员的力量，将血压升得更高。

患者一看刚降下去的血压又高上来了，这肯定是降压药剂量不够，于是加大剂量（或者增加药物），进一步增强对血压的控制。这样，一边（药物）要降压，而另一边（大脑）却要升压，最后的结局只有两个：一是药物降压占上风，于是血压被强行控制在"正常"水平，可是器官们不得不过着缺血断血的苦难日子；二是人体升压占上风，在多种药物都无法压制的情况下，血压失去控制，血管不堪重负，时刻承受着爆裂的危险。

无论哪种结果，对人体来说，都是输。

所以，要想真正解决高血压这个难题，"武力镇压（药物降压）"是不行的，最好的办法是"安抚"。

怎样"安抚"？

当然是找到身体内器官缺血的原因，并改善之！

具体怎么做？我们来看几个病例。

【病例1】都某，男性，60岁。血压高达180/100mmHg，每日需要服用7片降压药（常用量为1—2片）才能控制，但血压波动明显，非常不稳定。畏风寒，时时汗出，手足烘热，两颧鲜红如妆（红而鲜艳，如同化过妆、搽过胭脂）。饮食不思，大便稀溏不成形，小便余沥不尽，乏力感明显。

舌淡红，苔白腻。脉弱而微。

从西医角度来讲，这是一例顽固性的高血压病症，降压药的效果并不好，一则需要大剂量药物才能把血压降下来，二则由于降压药剂量大，患者常在服药后出现低血压反应，但减少剂量后又起不到降压效果，因此患者的血压常常会上下大幅波动，并由此产生明显的不适，对日常生活造成极大的不便。

从中医角度来讲，这是一个典型的"阳虚"患者。

什么叫"阳虚"呢？就是体内的阳气不足。

那什么又是阳气呢？

简单地说，人体的阳气，就好比是天上的太阳。（关于阳气的话题，后面我们还会专门探讨。）

太阳给地球万物提供热量，是万物生长的动力来源。而阳气则是人体细胞生长、代谢、繁殖、工作的能量来源。

阳气在人的一生中并不是一成不变的。一方面，随着年龄的增长，它会自然衰减（人的衰老死亡，就是阳气逐渐消耗直至耗尽的过程）；另一方面，它又会因饮食起居失宜（如熬夜、喜食生冷、贪凉等）或滥用药物（如中药里的清热解毒药、西药中的抗生素等）而额外损耗。这种阳气因消耗或受损而导致不足的情况，中医称之为"阳虚"。

阳虚会造成什么后果呢？

我们先来看看自然界"阳虚"会发生什么。

自然界的阳虚，就是冬天。冬天的最大特点就是，日照时间变短，气温下降，草木凋零，万物潜藏。

人体阳虚也是一样。

由于热能不足，所以各细胞的生长、代谢、工作都处于迟缓甚至停滞状态。细胞一"冬眠"，脏腑就无法完成其应有的生理功能。所以，人体阳虚的最主要表现就是各脏腑

人体阳虚的症状。

功能低下。具体的症状有：畏寒怕冷、神疲乏力、抵抗力低下、食欲减退、心悸气短、腰膝酸软、小便频数、大便稀溏、精神不振、头晕健忘、声低懒言、面色苍白、脉象细弱等等。

好，现在我们来看这位患者的症状。畏风寒、乏力、食欲差、大便稀溏、小便不净、脉细弱。这明显是"阳虚"的特征。但如果就此判断患者就是"阳虚"还为时过早，因为还有两个症状需要给出合理的解释。

哪两个症状呢？

一个是两颧鲜红，另一个是手足烘热。

既然阳虚的本质是体内热能不足，那么患者应该表现为脸色苍白、四肢不温才对啊，为什么这个病例会两颧鲜红而且手足烘热呢？

这是个很好的问题。

下面我就来解释一下其中的奥妙。

我们都看到过这样的现象，当火堆快熄灭的时候，会有火星向上飘浮，这种现象我们称之为"无根之火"。

阳气也是这样。当它极度虚弱的时候，也会成为一种"无根之火"，无法安守在身体内部，为五脏六腑提供温煦的"阳光"，而是向身体的上部或外部飘散游走，这就造成两颧鲜红、手足烘热等症状，中医将此称为"虚阳上浮（外越）"，也称"戴阳证"。

问题又来了。

虚阳上浮（虚热）时，会出现面红的症状，但身体内部热量过多（实热）时，由于热血沸腾也一样会导致面红，我们又该如何区分呢？

主要有三点：

（1）虚热的面红，主要出现在颧骨周围。实热的面红，

虚热面红与实热面红。

往往是整个面部均发红。

（2）虚热的面红，颜色红而娇嫩，如涂胭脂，浮于肌表。实热的面红，颜色深红而苍老。

（3）虚热者，脉象细弱，舌苔淡而多水。实热者，脉象洪大，舌苔黄而干。

逐一对照下来，我们很容易确定，该患者的面红，是属于虚热。

好，现在患者的各种症状，都最终指向一个结论：阳虚。

那么，阳虚为什么会导致高血压？血压又为什么这么难控制？

其实，道理很简单。根据前面所讲的血压的作用和机理，我们就可以做出如下推断：

阳虚→血液循环动力下降→重要器官缺血→大脑启动紧急预案→血压升高→使用降压药物→血压下降→器官缺血加重→人体再次主动升高血压→血压不稳定→增加降压药物剂量。最终进入恶性循环状态。

这就是患者的整个病理过程。

解决方案：给人体增加阳气。

【处方】附子15克，干姜10克，炙甘草15克，炒白术15克，党参30克，砂仁10克，龙骨30克，煅牡蛎30克。

其中附子、干姜、炙甘草称"四逆汤"（后面还会有详细探讨），是回阳救逆的要方，具有强大的温补阳气的功效；炒白术、党参、砂仁健脾开胃，增强脾胃运化，使饮食增加，给人体补充能量；龙骨、煅牡蛎收纳浮游的无根之火。

【疗效】此方加减服用约两个月，畏风、自汗、颧红、手足心热、小便余沥不尽等症状基本消除，胃口明显增加，大便成形，体力增强。多次测量血压稳定在105/60mmHg，于是停药观察，未见反复。

【病例2】陆某，女性，56岁。清晨外出锻炼时受了些风寒，之后连续两三天头痛、头晕胀不适，伴有阵发性怕冷，无发热，腰酸明显。去社区医院量血压为150/100mmHg，医生诊断为"高血压病"，建议服用降压药。并告诉她不及时控制，会有中风的危险。由于患者和我较熟，来咨询我的看法。

我询问了起病的经过，诊了脉象，我说，不用担心，你的血压高和受风寒有关。

患者问，高血压怎么会和风寒有关呢？

我说，你的脉象表现为弦紧而浮，这是血管在风寒的刺激下，产生收缩、痉挛的一种表现。而血管一收缩，血液流经血管的阻力就增加了，这样，大脑等重要器官的供血量就会明显减少。当这个"缺血"的信息传递到大脑之后，大脑就会发出指令，主动升高血压来加强供血，这就是你血压升高的原因。而头痛、晕胀不适这些感觉，也正是血管收缩，脑部缺血缺氧的反映。

解决办法也很简单，只要用些祛风散寒的药，风寒去了，血管痉挛解除了，血压自然就正常了。

【处方】天麻9克，川芎9克，防风9克，荆芥9克，羌活9克，蔓荆子6克，生白芍9克，桂枝9克，当归9克，甘草5克。

【疗效】该方服用5剂后，患者头痛及晕胀感均消失。停药后多次在社区医院复查血压均在正常范围（120—125mmHg/75—85mmHg）。

【病例3】戎某，男性，52岁。每日上午7时许、下午4时许头痛、头晕，并觉头部发热。多次血压测量在150/105mmHg以上，西医诊断为高血压病。同时化验结果显示：血尿酸、甘油三酯及胆固醇均高于正常值。胃口佳，大小便正常，略有疲乏感，不畏寒。天气变化时易感觉胸闷，时常会出现心前区疼痛，并牵掣后背。晨起有痰，浅黄色，不黏稠。体胖，活动时易气急，动辄多汗。舌淡红，苔白腻。左脉沉滑，右脉细涩。

这例高血压又是什么原因导致的呢？要想知道答案，办法只有一个，那就是从患者表现出来的各种症状中去寻找疾病的线索。

经过整理归纳，患者的主要症状有如下四条：

（1）时常有心前区疼痛，胸闷气急。

（2）血脂（甘油三酯、胆固醇）高。

（3）体胖。

（4）舌苔白腻，左脉滑、右脉涩。

初一看，这四个症状之间似乎风马牛不相及，也看不出和高血压有什么联系。

别急，只要我们略加分析推理，疾病的脉络就会逐渐清晰起来，高血压的真相也会就此浮出水面。下面我们就开始一次"破案"行动吧，寻找发病"真凶"可是一件很有意思的事情哦。

我们先从第一条线索入手。

心前区疼痛、胸闷气急。稍微有点西医知识的读者就会想到，这是心肌缺血的一种表现。心肌的血液供应主要来自冠状动脉，如果冠状动脉出现病变（如狭窄、堵塞等）或者流经冠状动脉的血流发生瘀滞，那么就会造成心肌缺血而产生心前区疼痛（心绞痛），严重者甚至可以导致心肌梗死。

于是我们得出第一个结论：患者的体内（冠状动脉）存在着血流不畅的问题。

是什么导致了血流不畅呢？这就要用到第二条线索"血

看看作者是怎么"破案"寻"真凶"的。

脂高"了。血液中脂肪物质增多会使血液变得很黏稠，这又会导致血液流动变得缓慢而不畅通，而这就是导致心肌缺血的"罪魁祸首"。

由于心脏是人体最重要的器官之一，它的缺血势必会引起大脑的高度"重视"，并且会尽一切努力来改变这种缺血状况。

大脑又是如何行动的呢？

对了，我们前面已经提到，大脑想出来的办法就是——升高血压。血压升高以后可以增加血液循环的动力，使血流加速，从而可以改善心肌缺血。

这样我们就得到了第二个结论：患者高血压的形成和高血脂有着密切关系。

分析到这里，我们已经初步把"犯罪嫌疑人"锁定到"高血脂"上面，但是要给它"定罪"（确定诊断）还需要更多的证据。

证据在哪儿呢？

下面就请"证人"上场，为我们提供证据。

谁是"证人"呢？

"证人"就是患者的身体。

它一共给我们提供了三个证据：

（1）体胖。

（2）舌苔白腻。

（3）左脉滑、右脉涩。

有人要说了，这三个证据和前面的"高血脂"一点关系也没有啊，它们能证明什么？

少安毋躁，且听我慢慢道来。

首先来看第一个证据：体胖。

中医有句话叫"肥人多痰"，意思就是肥胖的人体内往往存在"痰"("痰"在后面还会隆重登场，这里先和大家见个面，混个脸熟)。

大家注意，中医讲的"痰"并不单单指感冒咳嗽时咯出来的痰，更多的时候是指存在于人体脏腑、组织之间，具有秽浊、黏滑、油腻特征的病理物质，如多余的脂肪、囊肿，包括某些肿瘤，都可以是中医"痰"的范畴。

◐

"痰"是什么?

因此，第一个证据告诉我们，患者体内存在"痰"这样一种病理物质。

接下来看第二个证据：舌苔白腻。

舌苔是我们观察人体内部环境的重要窗口。当体内秽浊物质过多时，就会在舌苔上形成"腻苔"(舌苔表面滑腻不清爽)。所以舌苔白腻，从另一个侧面证实了我们前面对患者"体内多痰"的判断。

最后来看第三个证据：脉象。

中医认为左脉主血，右脉主气，滑脉主痰，涩脉主气血瘀滞。而患者的脉象是左滑、右涩，这就意味着血中有"痰"，气血运行不畅。

结合上述三个证据，我们得出这样一个结论：患者体内存在着"痰"。这个"痰"混杂在血液中，使气血无法顺畅地运行。

说到这里，大家可能还有疑惑，这个结论和前面说的"高血脂"有什么关系?

请大家思考一下，混杂在血液之中，具备黏滑特性的"痰"会是什么物质? 不就是血液中的脂肪嘛!

至此，这例高血压病的"案情"已经真相大白，而高血脂(痰)就是幕后"真凶"。

最后，还有一个小问题需要我们来解答(当然，这已经不影响前面的"判决"结果)：患者为什么在上午7点和下午

4点容易出现头痛、头晕和头部发热的症状？

上午7点，一般都是起床不久，而人从睡眠状态清醒过来时，血液循环还比较缓慢，在"痰"的影响下，大脑容易缺血缺氧而产生头晕头痛。

而下午4点时，由于经过一天的工作，消耗了较多的能量，此时血液循环的动力往往处在衰弱状态，大脑也容易因"痰"的堵塞而无法获得足够的血氧，于是头晕头痛就发生了。

那头部发热又是怎么回事呢？

大家有没有看到过这样的情景：在冬天翻动一堆堆得很高的垃圾，可以看到里面会冒出腾腾的热气。中医对此有一个描述，叫"痞坚之处，必有伏阳"。这是什么意思呢？痞，是堵塞不通的意思；坚，是坚硬牢固的意思；伏阳，就是指隐藏、蕴积的热量。整句话连起来的意思就是：在堆积严实又闭塞不通的物体内部，往往会有热量蓄积。

对该患者来讲，由于体内存在"痰"这种病理物质，它如果堵塞在头部，那就会造成热量蓄积而引起头部发热。

好，现在所有的疑问都得到了解释，致病"元凶"（痰，或者西医讲的"高血脂"）也已经"抓获"，剩下的事就好办了。只要能消除患者体内的"痰"，一切问题都可以迎刃而解。

【处方】天麻12克，半夏10克，茯苓15克，胆南星10克，陈皮6克，枳壳10克，姜竹茹10克，瓜蒌皮10克，生山楂15克，丹参15克，钩藤15克，石决明15克。

这是一个半夏白术天麻汤的加减方，主要作用就是化痰浊、通脉络。我在原方基础上加入生山楂、丹参以增强消脂活血的作用，又加入钩藤、石决明清理因瘀堵而产生的郁热。

【疗效】上方加减服用约一个月，各种症状逐渐消除，血压恢复到正常。

以上三个高血压的病例生动地告诉我们一个事实，要想真正有效、彻底地治好病，一定要找到躲藏在疾病表象后面的"主谋"。

也就是说，当疾病这锅沸腾的水放在你面前的时候，你该做的是"灭火"，而非"加冰"！

既然如此，那为什么西医在治疗疾病时，仍然还要顽固地采用"加冰"而非"灭火"的方法呢?

因为西医有它不得已的苦衷。

虚阳外越、风寒袭表、痰浊阻络，各有各的不舒服，不能简单粗暴地让高血压"背黑锅"，解决掉"真凶"，大脑自然不会再发求救信号。

03

疾病的诞生

疾病的诞生，是从细胞开始的。

当然，一两个细胞病变，是无碍于身体健康的。这就好比一个国家，难免有几个坏人，这并不影响整个国家的安定和繁荣。但如果坏人（病变细胞）多了，还拉帮结派，变成黑社会（组织、器官病变）了，就会危害一方成为社会的不稳定因素（疾病）。如果恶势力还在扩张，从地方蔓延到全国，并组织起了武装力量（如恶性肿瘤），那就会严重扰乱国家的正常运转（脏腑功能部分或全部丧失），甚至导致国家灭亡（死亡）。

所以说，一切疾病的源头，都在于细胞的病变。

也就是说，如果能找到使细胞病变的原因，那我们就能抓到引起疾病的主谋。

有个好消息是，细胞病变的原因是可以找到的。

这一秘密就藏在天道中。

现在该是让天道给我们揭示答案的时候了。

环境，又是环境

天道告诉我们，环境决定了生物的种类和变化。

生物又是什么构成的呢？

是各种各样的细胞。

不同形态、不同功能的细胞，以不同的方式组合在一起，就成了各种各样的生物。

所以，生物的种类和变化，其实就是细胞形态与功能的变化。

这样我们就可以得出结论：环境决定了细胞形态与功能的变化（A）。

这一结论和疾病有什么关系呢？

刚刚我们讲过，任何疾病都起源于细胞的病变。

什么叫病变？

所谓病变，无非就是细胞在形态和功能上出现了异常变化，以致无法实现正常的生理功能。

于是我们又得到了第二个结论：疾病起源于细胞形态和功能的异常变化（B）。

结合 A 和 B，你发现什么秘密了吗？

对了，我们从中推导出了一个非常重要的结论：环境失调是一切疾病的源头。

大道至简。

当然，这个对疾病来说至关重要的环境，并不是我们常说的自然环境，而是存在于身体内部，细胞们生活和工作的环境，我称之为：内环境。

细胞的幸福生活

如果把人看作是一个独立"王国"的话，那细胞就是生活在这个王国里的子民。为了"国家"能正常、有序地运转，细胞之间也有着不同的分工：有的负责"管理"（如中枢神经细胞），有的负责"防御"（如免疫细胞），有的负责

"生产"（如造血细胞、肝细胞），有的负责"运输"（如循环系统），等等。

别看它们的分工不同，但它们之间的关系是平等互助的。负责管理的不会觉得高人一等，因而就颐指气使；负责生产的也不会觉得矮人一截，因而就奴颜婢膝。大家都兢兢业业，无怨无悔地辛勤劳作着。

细胞们努力干活图的是什么呢？当然不是为"钱"，也不是为了个人利益。它们的目标只有一个，那就是实现整个王国的繁荣、强大与昌盛（人体健康）。

从这一点来说，细胞王国还真有点像理想中的"大同社会"。

细胞们虽然有很高的"精神境界"，但它们要正常工作、生活还需要一个重要的条件。

什么条件？

环境。

哪里的环境？

人体内部的环境。

"环境"太冷了（人体内部的热能不足），细胞们就会缩手缩脚，活力下降，甚至开始"冬眠"。

"环境"太热了（人体内部的热能过剩），细胞们又会过度兴奋，甚至烦躁，爱发脾气。

"环境"太干燥了（体内津液不足），细胞们会因缺乏滋润而逐渐干枯、体力不支，甚至死亡。

"环境"太潮湿了（体内水分过多），细胞们又会因缺氧而感觉气闷、乏力，工作效率低下，而且细菌也会趁机大量滋生。

……

总之，自然界发生的一切变化，在细胞界也一样在发

●

这些内环境变化带来的身体反应有没有让你想起第8页《天道》篇里那段描写四季的散文？这就是中医"天人合一"思想的体现。

生，而这个对细胞的生存和工作直接产生影响的人体内部环境，就叫"内环境"。

我们知道，外环境发生变化时，生物的活动状态和种类会发生相应的变化（生物演变、进化或者变异的内在动力，就是环境的变化）。

同理，内环境发生变化时，细胞的形态和功能也会随之发生变化。当这种变化达到一定强度时，疾病就发生了。

原来如此！

看似千变万化、复杂多端的疾病，追根究底，竟然是环境捣的鬼。

西医苦苦追寻而不得其果的细胞病变的原因，竟如此简单。

正所谓：大道至简，知其要者，一言而终，不知其要，流散无穷。

一半是火患，一半是水病

和外环境一样，内环境的变化不外乎四个字：寒、热、燥、湿。

风霜雨露、四季更替源自寒热燥湿的变化。

万物春生、夏长、秋收、冬藏，源自寒热燥湿的变化。

生命起源、进化演变，源自寒热燥湿的变化。

一切疾病的发生或终结，当然也源自寒热燥湿的变化。

如果再进一步，寒热的变化，取决于体内热能（火）的多少，而燥湿的变化，又取决于体内水分的多少，所以，一切疾病最终都可以归结为两个字：水、火。

万物生于水火，疾病亦生于水火。

这就是自然、生命与疾病之理。

这就是一切疾病的终极密码！

这就是"道"。

一位禅师在参透佛理后说：参禅之初，看山是山，看水是水；禅有悟时，看山不是山，看水不是水；禅中彻悟，看山仍是山，看水仍是水。

山水没变，变的是什么？变的是我们的识见。

我说，医学也有三个阶段：

第一阶段，见病是病，见药是药。只看到疾病的表象，认不清疾病的本质，于是，只能头痛医头，脚痛医脚，用某药来治某病（西医目前还停留在这个阶段）。

第二阶段，见病不是病，见药不是药。开始根据疾病的各种表象来探寻其本质，不再拘泥于什么药治什么病，而是讲究治病求本（中医的入门阶段）。

第三阶段，见病还是病，见药还是药。万法归宗，万病归源，治人而不治病，却能消病于无形（中医的最高境界）。

我给予中医这么高的地位，是因为它把最最复杂的生命难题回归到了最最简单的自然法则，洗尽铅华，返璞归真。我从中读到的，不是无知和落后，而是闪烁着耀眼光芒的无上智慧。

所以，当你看穿了疾病，你眼里的病，不再是身体内某种成分的变化，也不再是某些细胞的变化，更不再是脏腑功能的变化。你的眼里所关注的只有一点，那就是内环境的变化。

疾病是怎样形成的

从内环境发生变化，到最终疾病的产生，一般会经历五个阶段。

第一阶段：在各种因素（如气候变化、饮食失调、情绪刺激、起居失宜等）影响下，内环境发生了寒、热、燥、湿的异常变化（人体内的自然灾害）。

如果这一变化比较温和，或是只在短时间内出现变化（小涝小旱或小热小寒），人体可以通过自我调节（赈灾、救济）而消除不良影响。

但如果这一变化是强烈而持久的（大旱大涝或极热极寒），那么就会朝着第二阶段发展。

第二阶段：在异常的内环境中，细胞无法正常生活和工作（民不聊生），于是其形态和功能发生了病变（难民出现，偷、盗、抢增多）。

此时，由于病变仅仅局限于少量细胞，组织器官还能正常运转，所以人体不会出现明显的不适。

如果病变的细胞继续增多，危害程度变大，影响到组织器官的正常工作（难民聚而起义，歹徒四处暴乱），那么就会进入疾病的第三阶段。

第三阶段：病变细胞取代正常细胞，形成一定的势力范围，导致人体组织器官无法完成原先的生理功能（社会混乱，黑恶势力横行，地方政府瘫痪）。

疾病产生五阶段：人体内环境异常→细胞病变→人体器官功能受损→大脑感到不适→疾病转归。

第四阶段：内环境异常所导致的病灶信息反馈到大脑，产生各种不适症状。

为什么同一种病，在不同人身上会有不同的症状？就是因为他们的内环境变化是不同的，这些不同的信息传递到大脑，于是就产生了不同的症状。

第五阶段：疾病的转归。

治疗得法（整治环境、恢复生产、救济灾民、镇压暴乱），内环境得以恢复正常，那么病症减轻，疾病痊愈（社会恢复稳定）。

如放疗、化疗的副作用。

治疗不得法（不论好坏良恶，一律武力镇压），内环境不但得不到改善，反而变得更恶劣，那么疾病就会加重（国家四分五裂），直至死亡（国家灭亡）。

这就是疾病形成的全过程（这个过程，活脱脱就是一部朝代更替史，由此可见，古人说修身、齐家、治国、平天下，其理一也，真是太对了）。

在疾病发展的这五个阶段中，有一个阶段对我们来说很重要。

那就是第四阶段：症状的产生。

为什么说症状对疾病而言很重要呢？

因为它是一封密报。

大脑收到了密报！里面写了些啥？

一封地方（病灶）发往中央（大脑）的密报！

说它是密报，是因为这封报告是以极为复杂的密码语言写成的，到目前为止，能读懂并进行翻译的只有人体的最高长官——大脑。

里面写了些啥？里面详细记录了病灶的部位，内环境的状态（寒、热、燥、湿），以及敌我双方（正常细胞和病变细胞）的力量对比，等等。

这些信息重要吗？当然！因为它是人体的中央情报局

（神经系统）打入敌人（疾病）内部，收集、整理敌军（病势）情报，费尽心机才编写而成的。可以这么说，它是疾病最真实、最详细、最可靠的第一手资料（任何仪器的检测结果和它比都弱爆了）。

可是，这么重要的密报，却在我们的忽视下，渐渐失落了。

我们不妨先去听一场辩论。

一场辩论

正方：症状是诊治疾病的重要线索。

反方：症状在诊治疾病时作用不大。

首先，由正反双方各自陈述观点。

正方：大家好！我方认为，症状就是打入疾病内部的"线人"，它能给医生提供当下最真实、最可靠、最详细的第一手疾病信息。只有充分利用症状提供给我们的线索，医生才能顺利抓到疾病的主犯（病因），并绳之以法（治愈疾病）。所以，症状在诊治疾病的过程中，价值巨大，作用非凡，无可替代，是探究疾病本质和真相的唯一可靠线索。

反方：大家好！我方观点和正方正好相反。症状只是疾病状态下病人的主观感受，随意性大，没有客观的标准，无法量化，因此，以此为证据来抓捕疾病主犯是非常不科学的。随着科学的发展，我们已经研制出了最先进的人体检测设备和精确的人体健康标准，通过它们，医生可以在第一时间发现疾病的蛛丝马迹，并进行抓捕、打击（治疗），以便全方位捍卫人类的健康。所以，把症状作为诊治疾病的重要依据的时代已经一去不复返了。

下面进入自由辩论阶段。

正方：关于症状的重要性，我想问反方四个问题。

第一个问题：为什么同一种病，在不同的人身上会表现出不同的症状？

比如胃炎，有的人表现为灼痛，有的人表现为冷痛，有的人表现为胀痛，有的人表现为刺痛，而有的人却表现为隐痛？

反方：这是个体差异。

正方：好，我们姑且信之。下面请你回答第二个问题：为什么同一种病，使用同一种药物进行治疗，有的人效果好，有的人效果差，有时差别还相当大？

仍旧说胃炎，大家都用奥美拉唑来治疗，为什么有些人效果很好，有些人却效果不好，还有小部分人可能不但无效，反而更严重？

反方：应该还是个体差异导致的。

正方：现在是第三个问题：为什么同一种病，在同一个人身上，不同的时候会表现出不同的症状？

还拿胃炎做例子。我有段时间吃饭没规律，经常饱一顿饥一顿，胃里隐隐作痛，医生让做胃镜检查，结果诊断是胃炎；过了一段日子，吃完冰激凌，胃里冷痛，医生又让我去做胃镜，结果又是胃炎；后来，由于应酬多，经常吃油腻的食物，胃老觉得有气堵着，还老打嗝，口里也觉得有异味，医生还让做胃镜，结果还是胃炎。

照你的说法，我这几次胃不舒服，都是同一个病——胃炎，而且又都发生在我一个人身上，这该没个体差异了吧？可为什么症状还是有不同呢？

反方：这个……

正方：我还有最后一个问题：为什么同一种病，在同一个人身上，每次发作时用同样的药物来治疗，效果也会不同？

还是上面的例子。这三次胃炎医生都给我开了奥美拉唑这个药，可是只有第一次有效，吃了一个礼拜胃就舒服了。第二次就没啥效果了，第三次更糟，不但无效，胃胀气反而更厉害了。同样的人，同样的病（胃炎），用同样的药（奥美拉唑），为什么差距就那么大呢？

反方：（无语，作张口结舌状。）

正方：还是我来替你回答上面的问题吧。西医用各种仪器设备检测、发现的所谓证据（检查结果），其实根本就不是真正的病源，而只是致病因素"作案"后留下来的案发现场和受害者。你们倒好，不但不以此为线索来追查疾病的主犯，反而把受害者当嫌犯抓起来量刑定罪。

只能自问自答了。

事实上，如果能重视疾病症状提供给我们的宝贵线索，就能避免上述的个体差异、耐药性及药物反应等问题，并能快速而有效地制服疾病。

仍旧拿胃炎做例子。

胃炎是个好例子！

如果我们能重视胃炎患者表现出来的不同症状（灼痛、冷痛、胀痛、刺痛、隐痛等），并稍加分析、推理，就能很容易地找到已经隐藏起来的疾病主犯（病源）。如灼痛是由于胃局部温度过热；冷痛是由于胃部有寒；胀痛是气停滞于胃中，压力升高所致；刺痛是胃微循环不畅，组织缺血缺氧所致；而隐痛则是胃缺乏滋养，黏膜层薄弱所致。

这样，根据不同的病因，给予相应的治疗（清胃、温胃、理气、活血、补益）后，所有问题得到妥善解决，不但胃重新恢复了正常的工作，而且不会出现个体差异及耐药性。

以上事例清楚地证明，症状对于确定疾病的主犯（诊断）和对主犯实施抓捕（治疗）有着不可忽视的作用。

......

辩论还在激烈地进行着，优劣胜负应该已经很明显了。但是，光说不练，要要嘴皮子功夫那是不能服众的，要让大家真正认识症状在诊治疾病中的威力，还要有真实的事例。

让我们把眼光转向五十多年前，就在那一年，中医干了一件震惊世界的事情，而帮助中医实现这个奇迹的，正是被西医忽视（甚至丢弃）的症状。

给力的症状

事件：中医中药治疗流行性乙型脑炎（乙脑）。

时间：1955年。

地点：河北省石家庄市传染病医院。

病情：两年间，石家庄地区乙脑流行，发病者多为儿童。症状特征为高热多汗、大渴引饮、烦躁不安、手足抽搐、舌苔黄燥、脉象洪大等。

治法：清热、解毒、养阴。

药物：白虎汤（生石膏、知母、甘草、粳米）。

疗程：1—2周。

疗效：共治疗20例，治愈17例，死亡3例，总治愈率为85%。

资料链接：乙脑是由嗜神经的乙脑病毒引起的中枢神经系统性传染病，经蚊等吸血昆虫传播，流行于夏秋季，多发生于儿童。感染者会出现高热、剧烈头痛、呕吐、意识障碍、抽搐等症状。当时西医对此缺乏有效的抗病毒药物，只能进行一些对症处理，其病死率为30%—50%。而且存活者中有7%—20%会留下精神失常、失语、痴呆、偏瘫、智力减退等后遗症。

从这份档案中，我们可以下这么一个结论：中医治乙脑的效果很好。

而且不是一般的好，是非常好，好得让人不敢相信。

中医这个慢郎中，说它能治疗传染病已经有人不相信了，要再说它治疗传染病比西医还厉害（还厉害了不止一点），估计更没人会信了。

中医治疗乙脑的疗效是否被夸大？

其统计的治愈率是否真实？

经过治疗的患者是否真的很少留下后遗症？

甚至有学者质疑：中医治愈的这些病例是否真的是乙脑？

由于质疑声太强烈了，当时的卫生部本着实事求是的原则，先后两次派遣工作组前往石家庄市传染病医院进行实地调研。

最后调查组得出肯定的结论：一切属实！

但调查的结果仍然没有打消人们的疑虑。

因为，事后有人对白虎汤进行了研究，发现这些药物无论单独使用还是组合使用，对乙脑病毒都没有杀灭作用。

于是，研究者迷惑了，中医到底靠什么治好了乙脑？

也许老天爷也有着这样的疑问，想亲自考验一下中医的能耐，于是它选择了这样的方式：让乙脑再次大流行！

但这次的地点不是石家庄，而是首都北京。

1956年8月，一向气候干燥的北京城反常下起了连绵的阴雨。

闷热潮湿的天气让大多数人感觉不适的同时，也让北京市传染病医院和儿童医院的医生们愁眉不展。

会有人信的，越来越多人信。实践是检验真理的唯一标准。

奇怪！白虎汤不直接杀灭乙脑病毒，怎么治好乙脑？

请对比38页的症状。

医院里乙脑患者骤然增多，而且多数为10岁以下儿童，患者大多表现为高热无汗，渴不思饮，神情淡漠，舌苔白腻或黄腻，脉象沉濡、病情危重。

如不能给予及时、有效的治疗，这些患者很可能有生命危险！于是，医院按照"石家庄经验"，开始用白虎汤进行治疗。

但是这次奇迹没有发生。

很多患儿服药后不但高热不退，而且病势加重，有的还出现腹泻症状！

没有人能解释为什么。

大家束手无策。

有个想法在多数人脑海里浮现：石家庄的成功也许只是瞎碰的吧！

眼看中医创造的奇迹又要"无可奈何花落去"，老天爷也禁不住摇头叹息了。

患者危急！首都危急！中医危急！

就在这生死存亡的紧要关头，一位英雄挺身而出（很像小说场景）。

当然，这位英雄不是什么武林侠客，而是一位老者。

确切地说，是一位老中医。

他的名字叫——蒲辅周。

他在仔细研究了患者的主要症状之后，紧皱的眉头舒展开了，脸上也露出了笑容。

因为，在他心中，已经找到了克"病"制胜的方法，只要出手，肯定一击必杀！

他首先撤换了白虎汤，然后用鲜藿香、郁金、佩兰、香薷、黄连、鲜荷叶等为主药，熬成汤汁，慢慢给患儿服下。

接下来他就只做了一件事：等。

让人不安地等。

谁都心中忐忑，谁都不知道结果会怎样，除了蒲辅周。

时间在一分一秒地过去。

一双双焦急而又带着几分疑惑的眼睛正密切注意着患者病情的变化。

高热退下去了！腹泻止住了！神志恢复清醒了！

好消息接连不断地传来，奇迹又一次发生了！

不出半个月，医院里的乙脑患者大多康复出院，而且没留下任何后遗症。

中医，又在危难时刻完成了一个看似不可能完成的任务。

事后，蒲辅周老先生透露了他成功的秘密。

秘密就藏在这两次乙脑表现出来的不同症状中。

中医辨证施治的奥妙正在此。

石家庄的患者主要表现为高热多汗、大渴引饮、烦躁不安、舌苔黄燥、脉象洪大。

这些症状说明什么呢？

大家不妨想象一下，在炎炎夏日会有什么感受？暑气逼人、大汗淋漓、心情烦躁、喜饮冷饮……这是不是和前面的症状很类似？

既然外环境的炎热能让人出现这些变化，那内环境的"炎热"（内热）是不是也会让细胞出现类似的反应呢？

当然会！

所以，石家庄的乙脑，其主犯（病因）是内热。

要去除内热，最好的办法是给内环境刮阵风、下场雨。

怎样实现呢？用白虎汤。

白虎汤，出自张仲景的《伤寒论》，由石膏、甘草、粳米、知母四味药组成。

石膏、甘草的作用是清热解毒，这就好比在体内安了个空调，冷风一吹，热自然就没了；粳米、知母的作用是滋阴补液，就相当于在炎炎烈日下突然下起了及时雨，不但可以浇灭大地的"火气"，还能让渴得冒烟的土壤畅快地痛饮一番。

内环境的暑热消退了，细胞因暑热而产生的病变自然也就消除了，这就是白虎汤有效的原理。

而北京的患者主要表现为高热无汗、渴不思饮、神情淡漠、腹泻、舌苔白腻或黄腻、脉象沉濡。

这又意味着什么呢？

不知道大家对黄梅天有没有印象？在那种潮湿闷热（湿热）的天气里，人会觉得憋闷，身上黏黏的，汗又出不爽快，人懒洋洋，容易困倦，舌头腻腻的不清爽，口渴但又不想喝水……

这不就是北京的乙脑患者表现出来的主要症状嘛！

所以，北京的乙脑，其主犯是湿热。

对于内环境的湿热，我们就不能再用原来的白虎汤了。因为体内已经太潮湿了，要再来场雨，那就不是"解渴"而是"山洪暴发"了。所以很多患者在服用白虎汤后，不但病情不见好转，反而出现腹泻等不良反应。

对付湿热的最好办法，就是给内环境安一台具有除湿功能的空调。

所以，蒲辅周就选择了一些清热（如黄连、荷叶等）和去湿（如藿香、佩兰、香薷等）的药物相搭配，这样内环境就变得凉爽而干燥，于是，乙脑病情又一次被制服了。

回顾中医两次成功击退乙脑，靠的是什么？

一不靠检测，二不靠抗病毒。

靠的只有一样：症状。

为什么中医这么重视症状？就是因为它是来自疾病第一

线的密报！是细胞对其生存、工作环境的真实感受和切身体会（春江水暖鸭先知嘛）！是了解人体内环境状况的唯一（注意，不是之一）途径！

内环境的信息重要吗？

当然！

它是一切疾病之源！

所以，只有牢牢把抓住症状这只手，我们才能打开疾病之门，给疾病以致命一击！

天生我材

就这样，以症状为突破口，以整治内环境为手段，以中药为载体，中医完成了艰巨的任务：不用抗生素，不用抗病毒药，不损害身体，不留下后遗症，轻松实现了对感染性疾病（包括传染病）的快速治愈。

简单地说，中医对疾病的治疗就是：内环境冷了，让它暖和些；内环境热了，让它凉快些；内环境太潮湿了，让它干燥些；内环境太干燥了，则让它滋润些……

让一切回归正常吧。

不冷，不热，不燥，不湿，风调雨顺，五谷丰登，细胞们开始了自己的幸福生活，病邪再也无机可乘，人体自然就恢复健康了。

有人要问了，外环境的冷热可以用空调来调节，内环境的冷热又靠什么来调节呢？

中药。

中药为什么能调节人体的内环境？

因为每一味中药都是"天生"的！

寒者热之，热者寒之，燥者濡之……《黄帝内经》2000多年前就已经告诉我们这些道理了。

天生和化学合成有什么区别吗？

有，不但有区别，区别还相当大！

因为，只有天生的药物才具有一种神秘的力量。

一种可以改变内环境的力量。

这种力量叫：天地精华。

有人又要跳出来了，什么叫天地精华？看不见，摸不着，听着就是忽悠人的东西，一点儿也不科学。

那我们就用科学的文字再来解释一下。

每一种生物（或矿物）都形成于特定的环境之下，因此，在它们体内也会产生和环境相适应（或对抗）的某些特定物质（现代科学已经证实这一点），这就是天地精华。而这种天地精华，无疑就是调节内环境的最佳选择。

天生我材必有用，就看你会不会用。

内环境过冷了，就可以用具有温热性能的药材来"取暖"（如附子、肉桂）；内环境过热了，可以用具有寒凉特性的药材来"降温"（如石膏、黄连）；内环境太潮湿了，则可以用具有干燥性能的药材来"除湿"（如藿香、菖蒲）；内环境太干燥了，又可以用具有滋润性能的药材来"补水"（如石斛、麦冬）。

常有人问我，什么中药能降血压，什么中药能抗肿瘤，什么中药能治失眠……

我的回答只有一个：抱歉，这些"活"儿，中药都干不了。

那中药有什么用？

中药唯一的作用，就是整治人体的内环境。

用其所具有的寒、热、燥、湿等独特性能，来纠正人体生病时失衡的内环境。

仅此而已。

但此已足够！

因为，这已然到了兵法的最高境界：不战而屈人之兵，不治"病"却能消"病"于无形。

伟大的自然！

它不但创造出了万象缤纷的世界，更赋予了它们神奇的力量。

伟大的中医！

它不但发现了自然的伟大，更是借其神奇的造化之力，打造出了克病制胜的最犀利武器！

在掌握了中药这一秘密武器之后，中医终于实现了对内环境整治的愿望，创造出了独特的治病大法：辨证施治（注意，不是症状的"症"，这点非常重要）。

05

一个"证"字引发的惨案

可以这么说，辨证施治是中医理论的核心所在。

也可以这么说，只要接触过中医，一定听说过"辨证施治"这个名词，它和"天人合一"并称为中医两大特点。

我们称颂它是中医之魂，是中医的骄傲。

但祸根也就此埋下。

只因为一个字：证。

中医把辨证施治作为自己的立学、治病之本，但不幸的是，到底什么是"证"，自古至今却没人说清楚过。

于是，中医被害惨了。

因为，说不清"证"，就说不清中医的一切理论。

讲清楚"证"，意义重大！

一门自己都说不清的医学，还能让人信任吗？还能不被人攻击吗？还能不被骗子利用吗？

这就是中医的"痛"，不但痛，而且痛彻骨髓。

痛则不通，通则不痛。

所以，要想中医不再痛下去，就一定要让中医通起来。

怎么通呢？就是要解释清楚，什么是"证"。

我们先来看看中医教材上怎么说。当然，看之前一定要有心理准备，准备好将要读到一段拗口、生硬、绝对杀伤脑细胞的文字（好像专业书籍都是如此）。

幸好，关于"证"的描述只有一句话，读起来还不算费力。

书上是这么写的：证，是机体在疾病发展过程中的某一阶段的病理概括。

这是一句聊胜于无的解释。

没解释的时候你不懂，解释之后你更困惑。

什么叫疾病某一阶段的病理概括呢？哦，大概是和西医"××综合征"一样，某些特定的症状叠加组合在一起就叫"证"吧。

多数人就是这么理解的。

于是，口腔溃疡、便秘、咽喉肿痛就成了"火证"；失眠、口干、潮热、盗汗就成了"阴虚证"；肿瘤、炎症、发烧、咳嗽就成了"热毒证"……

对号入座，简单好记，医生患者，皆大欢喜。

但欢喜背后，传来的是一声叹息：疗效差。

于是，中医在国人的心目中，渐渐地不再是传奇，而成了传说。

传说中医可以起死回生，挽大厦于将倾，现在只能是调养保健，相当于营养师。

传说中医覆杯即效（端杯喝完药病就好了），现在服个一年半载，才可能略见改观。

传说中医信手拈来皆良药，寥寥数味愈沉疴，现在是满纸中药名，一把名贵药。

……

为什么会这样？

因为没有人告诉我们，什么才是真正的"证"。

不明白"证"，自然无法明白中医治病的机制。于是，患者成了糊涂虫，医生则趁机浑水摸鱼。这现状，怎一个乱字了得。

中医，就这样成了很多人眼里"有意的或无意的骗子"。

中医的智慧光芒也因此而湮没不彰。

那到底什么是"证"呢？

在经历漫长的"求之不得，辗转反侧"的日子之后，我终于豁然开朗。

"证"，其实含义很简单，它指的就是人体患病时的内环境状况。

再通俗地讲，"证"，就是人体内部的春、夏、秋、冬，是人体内部的梅雨、台风、干旱、洪涝……

内环境太热了，这就叫热证；内环境太冷了，这就叫寒证；内环境太干燥了，这就叫燥证；内环境太潮湿了，这就叫湿证；等等。

外环境的一切变化，同样会出现在内环境中，而这就叫"证"。

要保持自然界的生态平衡，我们需要努力整治环境。

要保持脏腑器官的协调运转（健康），我们同样需要努力整治环境。

只不过这个环境是内环境！

这就是中医之谜的谜底所在。

正是：众里寻他千百度，蓦然回首，那人却在灯火阑珊处！

五官总动员

要整治内环境，首先就要辨别内环境。

要辨别内环境，就必须从症状入手。

所以，症状这封被西医丢弃的密报，中医不但要用，而且要重用。

为了获得最为详尽的症状，中医不惜投入重兵，它派出了五员大将。

　　这五员大将是：眼、耳、鼻、嘴、手。

　　它们要做的事，就是眼看、耳听、鼻闻、嘴问和手摸。

　　经过短暂动员后，这五员大将就带着各自的任务出发了。

　　冲在最前面的是眼睛。

06

那一"望"的风情

看，大家都会。

可要看出病来，就没多少人会了。

要是不但能看出病，还可以看出病的部位、深浅、轻重、可不可治，那就是绝对的高人了。从古至今，有一个人最为著名。

他虽久不在江湖，可江湖依然传诵着他的名字。

他就是扁鹊，神医扁鹊。

当年对齐桓侯那惊人一望，让他和齐桓侯一同载入了史册。

他，因为医术出神入化而被后人铭记。

齐桓侯则因为讳疾忌医而被后人惦记——作为说教时的反面典型。

据说，扁鹊之所以能成为"望而知之"的神医，都是因为遇见了一个人。

确切地说，是遇见了一个不是凡人的"人"，这个人叫长桑君。

而一切有关扁鹊的记载，也就在这个时候开始了。

当时的扁鹊并没有学医的志向，或者说压根儿没想过要做医生。他在一家旅馆工作得不亦乐乎，而且已经当上了中层——舍长（相当于业务主管）。如果继续这样做下去，做到经理、总经理、董事长都有可能，但扁鹊最后没有成为扁经理，因为这一天，旅店里来了一个人，一个叫长桑君的人。

旅店每天人来人往，来个人有什么好奇怪的？所以多数人的反应就是没啥好奇怪，该干啥干啥，谁都没把这个长桑君当回事儿。

但在别人不奇怪的时候，扁鹊奇怪了，他发现长桑君是个不一般的人（这就是高超的洞察力）。所以，他没有像其他人那样对长桑君爱理不理（甚至有时给白眼），而是恭恭敬敬地把他奉为贵宾（可能还经常给他免单）。

而长桑君呢，他也没客气（不但不客气，可能有时还故意刁难），在旅店一住就是十年。

别说十年，哪怕是一年，一般人也受不了。

可扁鹊不但受得了，还受得很舒服（看来一个人要成功，除了要有发现机遇的能力，还要有超过常人的宽容心和毅力），十年如一日地对待长桑君。

终于，有一天长桑君把扁鹊叫到一边，悄悄地说："我有一些治病的秘方，想传给你，不知道你愿不愿意接受？但有个条件，就是不能把这些秘方随便泄露给别人。"

十年的努力总算没白费，终于有回报了，这要是换成其他人肯定要高兴得跳起来，可扁鹊没有，他只是很平淡地说了一个字：诺。

这是一种何等平和的心态啊！

心静如水，所以平和。

宠辱不惊，所以平和。

洞察先机，一切皆在预料之中，所以平和！

敏锐的洞察力，坚韧的毅力，平和的心态，同时拥有这三者的人，是"可怕"的。因为在他面前，已经没有什么可以阻挡他取得最后的成功！

而能有这样的人做传人，更是可遇而不可求！于是，长桑君毫不犹豫地从怀中掏出一瓶药和一叠医书给扁鹊，嘱咐说："我所有的医术和秘方，都记载在这些书里。回去之后，你好好研读，读累了就用上池水（即雨水，有清心除烦的功效）送服药物，三十天后你就能知晓疾病的奥秘了（三十日当知物矣）。"

回到家，扁鹊便废寝忘食地读起长桑君交给他的医书来，三十天后，奇迹出现了！他发现自己竟然可以看见墙另一边的人（视见垣一方人）！

靠着这种透视能力，扁鹊可以清楚地看到病人的五脏六腑，从而发现疾病的症结所在（尽见五脏症结），于是就有了那个著名的"讳疾忌医"的故事，"神医"之名迅速传遍了神州大地。

这就是扁鹊的成名之路。

更重要的是，这不是民间的神话传说，而是记载于治学严谨的司马迁的《史记·扁鹊仓公列传》！

至于文中出现"视见垣一方人""尽见五脏症结"等略显荒诞的描写，也是因为扁鹊的望诊技术太过神奇，并且一个医学门外汉（舍长）一跃而成为神医的时间太过短暂（一个月），这实在超过了常人的理解范围。所以，只有将他神化，赋予他一些特异功能，才是看起来最"合理"的解释。

这就是历史的真相。

虽然我们现在已经无法知晓，长桑君留给扁鹊的医书记载了些什么，不过没关系，扁鹊的望诊技术还是通过各种方式、渠道流传了下来。只要我们能遵循法则，勤学苦练，虽然不能"视见垣一方人"，但用来探究人体的内环境、发现疾病的端倪还是绰绰有余的。

具体地说，我们要看四样东西：神、色、形、态。

当然，以下内容可能会烦琐而且枯燥，扁鹊当年尚需上池之水来清心除烦，我们有什么好方法？有！我悄悄告诉你，泡壶好茶，一样可以清心哦。

望神

一个完整的"望法"由"粗看"与"细看"两部分组成。

什么叫"粗看"呢？这可不是让你粗心地看、马虎地看，而是让你总体地看，提纲挈领地看。看完后要对患者的整体情况形成一个大概的判断，这就叫"粗看"，在中医上称为"望神"。

比如说，我们看到一个人精神饱满，目光炯炯，面色红润有光泽，体态自如，那么我们就可以做如下的判断：他正处于健康状态，或者虽然有病，也极其轻浅，没有深入到脏腑，所以人体这部机器还能正常地运转。对于这种患者，只要给予合适的治疗，疾病就能快速痊愈。人体的这种状态，中医上称"得神"，也就是"神完气足"的意思。

如果我们看到一个人精神萎靡、目光暗淡或缺乏灵动、面色苍白无华、行动迟缓、形体消瘦，这就表明他的脏腑功能已经受到损伤，人体某些生理功能已经无法正常完成。这个阶段的疾病已经较重、较深，除了正确合理的治疗外，还需要较长的时间才能康复，或者经过治疗后会留下各种后遗症。这种神气受损的状态，中医就称之为"少神"。

而如果我们看到一个人神志模糊或昏迷、语音低微或胡言乱语、目光呆滞、眼神无光、面色晦黯无华、表情淡漠、动作失灵、反应迟钝、呼之不应、二便失禁、汗出不止、瞳

望见三种神：得神、少神、失神。

孔散大、身体僵直、肌肉萎缩等，这就告诉我们，这个人的脏腑功能已经严重受损（衰竭），生命活动即将停止。疾病发展到了这个阶段，治疗就非常困难了，即使费尽九牛二虎之力，也常常是九死一生。所以，中医把这种状态叫"失神"。

通过望神，我们可以初步掌握患者的身体状况和病势深浅。但要对疾病有更详细、更深刻的认识，我们还需要"细看"。这就像画画，先勾勒出一个大致的轮廓，为整幅画定下一个主基调（粗看），然后才能进行局部的细节描绘（细看）。

那"细看"又要看些什么呢？

主要有色、形、态、舌这四项内容。

望色

"色"字头上一把刀，一说色，估计很多人的第一反应就是美色。中医的望色，当然不是让你去看人家长得漂不漂亮，而是要仔细观察并发现患者面部（或肌肤）出现的异常颜色。

我们知道，不同的环境，会对生物产生不同的影响，使得生物呈现出不同的色泽。如春夏树木葱郁而呈现翠绿的色泽，秋冬草木凋零而呈现枯黄的色泽，等等。

内环境也是如此，它的各种变化也会以颜色的方式反映到体表，如果我们能详细观察，就能从中发现疾病的征兆。

那什么样的颜色是不正常的呢？

要回答这个问题，我们先要知道什么颜色是正常的。也就是说，要先确定一个"标准色"，知常才可以达变嘛。

作为黄种人，标准色可以用八个字来概括：红黄隐隐、明润含蓄。通俗地说就是黄里透红（当然，肤色较白的也可以是白里透红）、光彩照人，这就是黄种人正常的体表色泽，也称"常色"。

如果体表出现了常色以外的颜色，或者常色出现了变化，那么就意味着体内有疾病正在发生，这种出现在体表的异常颜色，中医称之为"病色"。常见的病色主要有以下几种：

一、红色

正常的红，应该是隐而不发的。如黄里透红、白里透红这种隐隐的红，就是正常的红色。如果红色彰显于外部，红如醉酒色或如胭脂色，那就是病态的红。

1. 醉酒色。

满面通红，颜色深而厚重，就像喝醉酒一样，这种红就叫醉酒色，它是内环境过热（内热）的表现。在内热的状态下，人体血流加速，动脉扩张，头面部由于血管丰富，所以就会表现出醉酒色。

以前我们形容老年人身体好，常会用红光满面来形容。事实上，红光满面对老年人来说，并不是件好事，而是一个危险信号，是身体亮起的红灯。它在警告我们体内已经太热了，应该尽快采取措施来对内环境降温（清热泻火）。要不然，头部的血管随时都有可能在内热和高压的状态下破裂，造成脑出血等危重疾病。

如果这种醉酒色不出现在头面，而出现在肢体、关节呢（如软组织感染时出现的红肿疼痛）？

那同样意味着体内有热，只不过不是整个内环境都热，而是局限在一个区域内有热。

2. 胭脂色。

这种红，颜色鲜艳而娇嫩，浮于肌表，常常出现在两颧部位，就像化妆时搽了胭脂一样，是无根之火的特征，所以遇到这样的红，千万不能认为身体有热，需要降火，而是需要通过补火和潜阳的方式引火归元。

参18—22页病例1。

二、黄色

黄种人的皮肤都是以黄色为主基调，正常的黄色是以黄中透红、明润有光泽为特点。如果黄色过于鲜艳，或缺乏光泽，那就是病态的黄。

1. 阳黄。

皮肤鲜黄光亮如橘子皮，表明内环境正处于潮湿炎热（湿热）的状态。

2. 阴黄。

皮肤黄而晦黯如烟熏。阴黄和阳黄正好相反，表明内环境正处于阴冷潮湿（寒湿）的状态。

阳黄和阴黄都见于西医的黄疸性肝炎，西医对此是不加区分的，或者说是一视同仁的，统一按照肝炎来治疗。但事实上，阳黄和阴黄之间是存在明显差异的，这个差异表现在黄色的鲜艳度和光泽度上面。阳黄鲜艳而有光泽，阴黄晦暗而无光泽。为什么同样的黄疸，有些患者表现为阳黄，而另一些表现为阴黄呢？

关键就在于患者内环境的寒热不同。

当内环境热量充足的时候，呈现出来的色泽往往鲜艳而光亮，而当内环境热量不足的时候，呈现出来的色泽就会暗淡无光。这就好比一盏油灯，油足则灯亮，油少则灯暗，油尽而灯灭。

所以，阳黄和阴黄不仅仅是色泽上的差异，而是代表了两种性质完全不同的内环境状态，它们具有本质上的不同，

阳黄和阴黄色泽差异，代表内环境性质不同。

在治疗上也需要采用不同的方法：阳黄应该清热利湿，而阴黄应该温阳化湿。

【病例】我曾治疗过一个阴黄的患者，肝功能长期不正常，谷丙转氨酶（GPT）一直在80—120U/L（正常值是0—40U/L）上下，畏寒怕冷，神疲乏力，大便偏溏，胃口不开，吃东西都感觉淡而无味，舌淡白而胖，苔白腻，脉象弱。之前曾经服用过一年多的中药，但都没有太大的效果，而且近来好像GPT还有升高的趋势，所以非常担忧。

当时我觉得非常奇怪，这么明确的一个病症，为什么服用了一年多的中药还没效果呢？难道中医对阴黄的认识是错误的？

在看过以前医生给他开的药方后，我才恍然大悟。原来前面的医生根本就没有根据中医辨证施治的原则进行治疗，而是因为西医诊断为肝炎就想当然地使用清热解毒的中药（如茵陈、虎杖、垂盆草、栀子、黄芩、黄连、大黄之类）来治疗。

这些寒性药物使用在阴黄患者身上，就好比一个人已经在雪地中冻得发抖，你却还要再泼他几盆冷水，患者的病能好才叫见鬼呢。于是我给他处方。

【处方】附子10克，干姜9克，桂枝10克，炒白术30克，猪苓10克，茯苓15克，泽泻10克，党参30克，木香10克，砂仁6克，半夏10克，陈皮6克。

这个方子起到的作用，就相当于给内环境安了个太阳，丽日当空，原先的寒湿自然一扫而光，寒湿没了，疾病赖以生存的基础不存在了，肝功能自然就能恢复了。

【疗效】患者服完七帖药后复查肝功能的结果：GPT为18U/L。

再比如，我曾治疗过一例急性乙肝患者，谷丙转氨酶高达1000U/L，面色也呈现阴黄的特点，我同样给予温阳祛湿的方法（附子、干姜、炙甘草、茵陈、猪苓、茯苓、炒白术），一周后谷丙转氨酶降至200U/L，一个月后肝功能恢复正常，面色也转为红润。

3.萎黄。

是不同于阳黄和阴黄的一种病态的黄色。

什么叫萎黄呢？

黄而无光，缺乏血色，色如土黄，这就叫萎黄。

萎黄又意味着什么呢？

黄而无血色，这说明血液匮乏，不能滋养肌肤；黄而无光泽，这又说明内环境热量不足（道理上面已经讲过），正是在这两个因素的共同作用下，导致了萎黄这种病色的出现。

三、青色

体表青色多与血液瘀滞有关。

体表出现青色常常表示体内存在血液瘀滞的状况，如我们常说的"青筋"就是由于静脉曲张、瘀血而形成，而血液瘀滞往往又和以下几个因素有关：

1.寒。

由于内环境寒冷，血液流动变慢，并出现凝滞，所以面部或体表就会呈现出青色。

有一次，一个家长带小孩来看病，由于不清楚医院看病的程序，所以先到我这里问了一下，乘着这个当口，我发现小孩的脸色呈青白色、体形瘦小。等他挂好号再回来，我就问他：你小孩是不是特别怕冷，胃口也不好，而且抵抗力差？

家长感觉非常惊奇，他说，对啊，你是怎么知道的？

我说，我是从你小孩的脸色上看出来的。按理说，七八岁的小孩，面色应该是红润而有光泽的，但他却是青白无华、没有朝气。青色代表体内有寒，血液运行不畅，所以我推断他怕冷且抵抗力差；白色代表体内气血亏少，这又往往和脾胃的运化能力差有关，体形瘦小也从另一个侧面证实了这一点，所以我推断他的胃口不好。

家长连连点头说，是的，是的，我带他来就是想解决这些问题。他只要吃金银花、黄连、黄芩这类（寒性）药物就会感觉不适，胃口很差，只爱吃素菜，不爱吃荤菜，平时还极易感冒，感冒又会引发哮喘，中西医治疗了两年多也没有根治。你真厉害，我还没说你就全知道了。

我说，这不是我厉害，只是我比其他医生观察得仔细一点儿罢了。而我之所以会用心去观察，是因为中医告诉我，人体内部的病变，都会以各种形式在外部表现出来（有诸内，必形诸外），只要我们能用心观察，并加以合理的推断，那就能发现问题的症结所在，这个过程其实并不神奇，只是现在的医生都过分迷信仪器设备，从而把中医自身的技术都淡忘了。

2. 情绪。

我们形容一个人情绪郁怒（很生气，但又没发作出来）的时候，常用"脸色铁青"这个词语，这是因为郁怒会导致血液循环不畅、静脉瘀血，从而在面部出现青色。

3. 外伤。

软组织挫伤后，瘀血溢于皮下，就会呈现瘀青色（民间俗称"乌青"）。

四、白色

血液亏耗，不能荣养肌肤、脏腑，就会表现为面色、肤色苍白（白而无光泽），常见于大病、久病或大出血之后。此外，人体消化吸收能力偏弱，导致血液生成不足，也会导致面色苍白。

体内热能不足，不能有效推动血液循环，肌肤供血减少，也会表现为苍白色。

体表局部色素缺失，会出现块状、片状白斑，如白癜风。

全身皮肤、毛发变白，常见于白化病。

五、黑色

体表出现黑色，是人体精气衰败、毒素内盛的表现。中医认为，精气呈现在外部的颜色，应该像水一样光润透明而没有特殊的颜色。当精气衰败、脏腑功能衰竭的时候，各种毒素就会在体内蓄积，这时，原先光润透明的色泽就会变得灰黑晦黯而无光（黧黑）。这就好比受到污染的水，不再纯净透明，而变得污浊发黑一样。常见于肾功能衰竭（尿毒症）的患者，以及重病、垂危的病人。

长期熬夜常会在眼周出现黑色，这就是我们俗称的"黑眼圈"，这是精气耗损的结果。

夜猫子对此不陌生。

望色我们就简单介绍到这里。

望形与望态

1. 形，指的是身形、体形。

体形魁梧、强壮者，肾气充足。

肾为先天之本。

我来解释一下"肾气"的含义。肾气是人体的原始能量，也就是受精卵中蕴藏的生命原动力。在这个原动力的推动下，人体才能产生各种生命活动，如生长、发育、繁衍、新陈代谢等。同时，这些生命活动也会逐步消耗肾气，当肾气消耗殆尽的时候，生命也就到了终点。可以这么说，人的一生，就是肾气由盛而衰的过程。所以，肾气是生命中最为重要的一种物质，中医称之为"先天之本"。

肾气充足，这就意味着人体生长发育、新陈代谢能力强，因而就会表现为身强力壮。种庄稼的时候，为什么要选颗粒饱满的种子？就是因为颗粒饱满的种子，它内在的"肾气"充沛，因而可以长成苗壮的庄稼。反之，体形低矮、瘦弱者，当然就意味着"肾气"不足了。

体形肥胖者，体内多有痰湿。

2.态，指的是体态、姿态，是人的各种姿势和动态。

当内环境处于平和状态时，人的体态自如，能随自己的意愿做各种各样的动作和姿势。而当内环境出现异常时，人的体态往往也会发生变化，我们就可以根据这些异常的体态，来推断身体内在的变化。

比如内环境过热，人体新陈代谢亢进，那么就会表现为多动、好动、烦躁不安、袒胸露腹、掀被减衣等；如果内环境过寒，那么就会表现为蜷缩战栗、懒动、欲增衣被等。

还有一种体态，那就是患者双手在空中不自主地乱抓，同时拇指和食指不断捻动，像是在梳理一团弄乱的棉线（撮空理线），或是双手不自主地抓摸衣被、床沿（循衣摸床），这是人体元气耗尽，即将死亡之兆。

此外，体态还能反映人体神经系统（如大脑、脊髓、外周神经等）和运动系统（肌肉、韧带、骨骼等）的功能状态，如脑出血、脑梗死会出现肢体瘫痪、口角歪斜等体态；帕金森病会出现不由自主的手抖头摇等体态；重症肌无力会表现为眼睑下垂、行动不便、肌肉萎缩的体态；等等。

某些特殊疾病也会呈现出一种特定的体态。最有代表意义的是心绞痛患者会以手捧心。根据这一原理，我们推断西施很可能患有心脏病。因为东施效颦这个成语说明，西施经常走路时用手捧心，这正是心绞痛的表现。

其他的体态常见的还有腰痛患者会以手护腰，腿部疾患会跛行，等等。

接下来我们要去看一样非常重要的东西。

它是中医诊断疾病不可或缺的一个环节，也是中医独有的秘技。

什么呢？

望舌。

舌上的秘密

望舌的重要意义在于：

◑
舌的两点独特性。

第一，舌处于口腔之内，是内环境最直接、最客观的反映。可以说，内环境发生寒热燥湿的变化，都能在舌上得到体现。有时候，疾病外在的症状并不多，没法让我们对疾病做准确的判断，这时，如果你能仔细观察一下舌，或许就能找到突破口。

第二，舌能伸出口外，便于我们进行细致的观察（这一点尤其难得）。

基于上面两个原因，看舌成了中医的必修课，也成为中医探究内环境不可或缺的重要手段。

看到这里，心急的读者肯定要说了，那快点教我们如何看舌吧。

别急，饭要一口一口吃，功夫也要一点一点练。要掌握看舌的绝技，必须先要知道舌的基本构造，以及什么样的舌才是正常的。正所谓磨刀不误砍柴工，基础越扎实，后面的功夫才能越精妙。

舌，由舌体（也称舌质）和舌苔两部分组成。

舌体是舌的肌肉和脉络组织，内含三种方向的横纹肌和丰富的血液，正常情况下呈淡红色，厚薄适中，表面有津液滋润，并能做灵活的动作。

舌苔则是覆盖于舌体上的苔状物，它的主要组织就是丝状乳头，丝状乳头正常情况下呈白色，颗粒均匀地铺在舌头表面，和舌面紧密接触，无法揩去，并且透过这层苔可以隐隐看到淡红色的舌体。

这样就构成了一个正常的舌象，如果用最精简的文字来描述，那就是六个字：淡红舌、薄白苔。

请牢记这六个字，它就是我们看舌的标尺。

好，现在准备工作已经就绪，请大家集中注意力，因为患者将舌伸出口腔的时间不可能持续很久，所以必须在极短的时间内完成对舌体与舌苔的观察，并做出正确的判断。

一、看舌体

看舌主要分两步走。第一步，先看舌体。和前面一样，舌体也需要从神、色、形、态四个方面去观察。

（一）舌神

舌神主要体现在荣枯与灵动这两方面。

有句大家都熟悉的古诗"离离原上草，一岁一枯荣"，意思就是，广阔的草原上的小草啊，每一年都会经历一次生机勃发到枯萎凋零的轮回。所以，荣，指的是舌体红润有光泽有神采，就像是春天的小草那样富有生机。这样的舌体表示人体精气充足，脏腑功能运转正常，对疾病来说，属于病轻，易于恢复，用前面的术语来讲，就叫得神。而枯则是指舌干枯死板、晦黯无光，如同秋天枯黄干瘪的落叶，死气沉沉，这样的舌体表示人体精气耗竭，脏腑功能衰败，对疾病来说，属于病重甚至病危，难以康复，也称失神。

灵动则是指舌体活动自如，舒卷有力，是有神的表现，代表病轻。如果舌体活动僵硬，舒卷不灵，语言謇涩，或萎废不用，伸屈无力，那就是无神的表现，代表病重。

（二）舌色

舌色就是指舌体的颜色，舌体颜色的变化及其意义和前面望色时所讲基本一致，大家可以和前面的内容互相参看。

1. 淡白舌。

舌体颜色比正常的淡红色要浅淡，甚至全无血色，称为淡白舌。多见于贫血、失血、脾胃虚弱、内寒等患者。

2. 红舌。

舌体颜色鲜红欲滴，称为红舌。如果红色再加深，红到极点，红得发紫、发黑，那就称为绛舌。红舌和绛舌的形成都和内热（也就是我们通常说的"上火"）有关，由于内环境处于"热"的状态，动脉扩张充血，血流加快，因此舌体会呈现鲜红色，红色越深，意味着内热越重。

内热（上火）有真假，不能盲目清热降火。

但需要注意的是，内热常常有真有假，就像市场上有假冒伪劣产品，需要我们仔细辨别，这样才不会受其欺骗而产生错误的判断。如果整个舌体颜色鲜红，红色深而老成者，那就是真热；而如果红色仅见于舌尖，或红而娇嫩的，那多为假热（也就是我们前面讲过的无根之火）。所以，我们平时遇到"上火"，不能盲目地去吃清热解毒药（如牛黄解毒片、黄连上清丸之类的），或去喝凉茶败火，否则，不但无益于身体，反而有可能导致病症加重。

3. 紫舌。

紫舌是血液瘀滞的表现。紫而偏红，往往代表体内有热，血液受热煎熬而浓缩瘀滞，形成绛紫舌；如果紫而偏蓝，或淡紫湿润的，往往代表体内有寒，血液受寒凝滞而形成淡紫舌。

4.青舌。

和紫舌一样，青舌也是血液瘀滞的表现。所不同的是，紫舌是动脉血液瘀滞所致，所以呈现紫色；青舌则是静脉血液瘀滞而形成的，所以呈现青色。由于这种舌色非常类似水牛之舌，所以中医也称青舌为"水牛舌"。

（三）舌形

舌形，指舌的外形，常见舌形有以下几种：

1.胖大舌。

舌体胖大，挤满口腔（就像是一个大胖子挤在一个狭小的空间内），并且水分充盈的，称为胖大舌。由于舌体胖大，舌的两侧与牙齿接触处常因牙齿的挤压而形成齿痕，因此也常被称为"齿痕舌"。胖大舌和齿痕舌的出现，是判断身体内环境积水过多的重要依据。

2.瘦薄舌。

舌体小而薄，甚至干瘪不饱满，称为瘦薄舌。它的出现，多和体内气血津液亏耗，不能滋养、荣润舌体有关。

3.老舌。

舌质纹理粗糙，缺乏润泽，形状坚实苍老的，称为老舌。多见于风、寒、燥、火等外邪（关于外邪的知识，在后面的章节中我们会详细探讨）侵袭人体，或体内各种病理物质（如痰饮、瘀血等）积聚而导致的疾病。

4.嫩舌。

舌质纹理细腻，水分较多，形状浮胖娇嫩的，称为嫩舌。多见于阳虚证。阳虚这个概念我们已经提到多次了，意思就是内环境热量不足，处于类似于冬季的寒冷状态，就叫阳虚证。

5.裂纹舌。

舌面上有深浅不一、数量不等、形态各异的裂纹，称为裂纹舌。裂纹舌一般见于两种情况：一是由于体内气血津液耗损，脏腑功能衰竭而形成；二是见于健康的人体。

那如何来区分这两者呢？

这就要从我们前面讲到的舌神上去区分了。

如果舌表现为有神的，那裂纹舌并无大碍，只是一种正常现象，无须进行任何治疗。而如果舌表现为无神的，那裂纹舌的出现，就意味着病情危重，即使给予正确、合理的治疗，病情也不容乐观。

6. 点刺舌。

"点"是指鼓起于舌面的红色、白色或黑色的星点。"刺"，也称芒刺，它是舌面的软刺及颗粒异常增大，形成尖峰状突起，就好比"尖刺"一样。

点刺舌通常也是由内热所引起的。当然，前面讲过，内热常常容易真假混淆，所以需要仔细甄别。

7. 重舌。

"重"，就是重叠的意思，它是指舌下的血脉肿大，好像在原来的舌头下面又生了一个小舌头一样，所以称为"重舌"。如果有多处血脉肿大，互相重叠，就像是盛开的莲花一样，又称"莲花舌"。重舌和莲花舌都是由舌下血脉肿大形成的，也多由内热（真热）所造成。

（四）舌态

舌态，指的是舌的动态。舌的动态失常，多和中枢神经系统病变有关，常见的类型有以下几种：

1. 僵硬舌。

舌体僵硬板直，舒卷运动不灵活，严重者会影响饮食和发音，这就叫僵硬舌，也称"舌强"。

2. 歪斜舌。

舌体往一侧偏斜，称为歪斜舌。歪斜舌和僵硬舌多见于脑血管疾患，如脑出血、脑梗死。

3. 萎软舌。

舌体软弱，无力舒卷，称为萎软舌。舌的活动，主要靠舌肌，而舌肌的力量大小、工作状态，又和它获得的养分与能量密切相关。这就好比我们的肌肉要强壮有力，必须要有充足的饮食做后盾，如果几天不吃不喝，那肯定会浑身乏力、四肢绵软、肌肉萎缩。所以，萎软舌多由体内精气极度亏耗，不能荣养舌肌而引起。

4. 颤动舌。

舌体震颤抖动，不能自主，称为颤动舌，也称为"舌战"，多由"内风"引起。

什么叫"内风"呢？自然界中的空气由于压力差而产生流动，这就是风。如果内环境也存在这么个压力差，体内的某些物质（如气血、津液、活性介质等）在压力作用下产生定向运动，就会产生类似风的现象，这在中医上就叫"内风"。

内风形成以后，会对人体造成什么危害呢？

我们知道，自然界中的微风可以吹动柳枝、树叶，而飓风则可以毁屋倒墙，所以，内风轻则可以导致不受意识控制的手足抖动、舌颤、头摇等症状，重则可以导致人昏迷甚至死亡。

5. 弄舌。

舌微露出口，立即收回，或上下左右不停地舔弄口唇四周的，称为弄舌。弄舌和颤动舌的含义类似，也多由"内风"引起。

6. 吐舌。

舌头常常伸出口外的，叫吐舌。

吐舌能反映什么呢？

我们平时如果吃了辣的东西或被开水烫了舌头，你一般会怎么做？对了，最常用的做法就是张大嘴巴，把舌头伸出口外，来降低舌面的温度，以缓解舌部的不适。所以吐舌反映的是内环境过热。

7. 短缩舌。

舌体紧缩，不能伸长，称为短缩舌。物体的自然特性都是热胀冷缩，所以短缩舌，常为受寒所致。

8. 弛纵舌。

指舌体伸长于口外，内收困难，或不能收缩，也称为"舌纵"。和短缩舌刚好相反，弛纵舌多由内热引起。如果伴有萎软无力，那么又常常是精气耗竭而致（可参见萎软舌）。

二、看舌苔

上述内容看完后，就可以进行第二步：看舌苔。

舌苔的变化主要体现在颜色和质地两方面。

（一）苔色的变化

苔色的变化主要有黄、灰、黑三种。在讲这三种舌苔颜色的意义之前，我们先看一个日常生活中常见的事例：

把适量的米和水放在锅中加热，在适当的火候下，经过一定时间可以煮成一锅晶莹剔透的白米饭。如果对已经煮熟的米饭继续加热，米饭就会失去原先晶莹剔透的色泽，而逐渐变得焦黄，最后会完全炭化而变成黑色。

所以舌苔的黄、灰、黑就是告诉我们内环境有"火"（热）！

在火（热）的煎熬下，原先淡白色的舌苔，会变成黄、灰、黑色。而颜色越靠近黑色，也就意味着内环境的火（热）越重。

同时，在火（热）的作用下，舌苔的水分大量蒸发、消耗，所以，除了颜色上的变化外，舌苔表面还会呈现干枯、焦燥的质地变化。这一点非常重要，因为我们下面还要谈到另一种灰黑苔，它并不是由内热所造成的，而舌苔表面水分的多少，将成为我们鉴别的重要依据。

除了内热，还有什么因素会导致苔色出现灰黑的改变呢？

答案是：阴寒。

大家不免要问了，这和上面讲的火热是完全相反的嘛，为什么它也会导致灰黑色的舌苔呢？

我们还是先来看一个自然现象：

一片水域，如果失去流动性而成为一潭死水后，水质会出现什么变化呢？它会逐渐发黑、发臭。因为水失去流动性后，它的自净功能就丧失了，这样外界的杂质在水中会逐渐积蓄，使水质受到污染而失去原先的纯净。

对人体来讲也是如此。内环境中水的流动与循环靠什么？靠的是热能。只有内环境具有足够的热能，才能使水液保持正常的流速和循环。如果内环境处于"阴寒"状态，那么"大河上下，顿失滔滔"，体内的水液就会因"冰封"而失去正常的流动性，这样新陈代谢产生的各种废物就无法及时排泄、清除，从而在水液中积蓄，造成体内水液的"污染"。这一状况反映到舌苔上，就会呈现出灰黑的颜色。

这种灰黑苔因为并没有水分的缺失，所以它的质地是湿润而黏滑的，这和火（热）造成的灰黑燥裂的舌苔有本质的区别。

（二）苔质的变化

舌苔质地的变化，主要有润燥、厚薄、腐腻、剥落几种情况。

火热和阴寒都导致灰黑苔，但有本质区别。

1. 舌苔的润燥主要反映体内水液的多少。

舌苔润泽，说明体内津液充足，是正常的表现。

如果舌苔过于湿润，看上去涎流欲滴，那叫"滑苔"，是内环境太过潮湿（内湿）的表现。

如果舌苔看上去干燥而不滋润，但苔面尚平滑细腻，则叫"燥苔"，是体内水液轻度损伤的表现。

如果舌苔干燥而粗糙，就像砂石一样，用手摸上去粗糙不平，称为"糙苔"，是体内水液中度损耗的表现。

如果舌苔干燥板硬，出现裂纹，像大旱之后土地龟裂一样，叫作"燥裂苔"，是体内水液损耗最严重的一种表现。

2. 舌苔的厚薄主要反映了体内秽浊物质的多少。

发黑发臭的池塘、臭气熏天的垃圾堆、腐烂的食物等等，都叫秽浊物质。

什么情况下，体内会出现类似的秽浊物质？

一般有两种情况，一是水液循环出现障碍，各种代谢废物在水中蓄积，不能得到及时排泄；二是消化力低下，未被充分消化的食物在胃肠道内腐烂发酵。

当内环境充斥着这些秽浊物质的时候，舌苔就会变厚。所以，舌苔的厚薄，是我们判断内环境是干净清爽还是脏乱差的重要依据。

那什么样的舌苔叫薄，什么样的舌苔叫厚呢？

方法很简单，就是看它能不能"见底"。

透过舌苔可以隐隐看到下面的舌体，这就叫能见底，这样的舌苔就叫薄苔；而如果舌苔把下面的舌面完全遮盖住，透过舌苔看不到淡红色舌体的，那就叫不能见底，这样的舌苔就称为厚苔。

3. 厚苔根据质地的不同又可以分为腐苔和腻苔两种类型。

如果舌苔厚而如豆腐渣堆积在舌面，颗粒疏松粗大，揩之可去的，叫"腐苔"，多由于消化不良，食物在体内停滞发酵后秽浊之气熏蒸到舌面而形成。

如果舌苔厚而颗粒细腻致密，揩之不去，刮之不脱，并且上面附着有一层油腻状黏液，就像阴暗潮湿的地面上滑腻的青苔一样，叫作"腻苔"，是内环境过于潮湿的反映。

4. 最后，我们来看舌苔的剥落。

舌苔全部或部分缺失，使我们可以直接看到光滑的舌体，这种情况称为舌苔的剥落。舌苔剥落是人体精气亏耗，不能在舌面形成舌苔而引起的。

如果舌苔全部退去，舌面看上去光而红亮，就像镜子表面一样，这种舌苔被称为镜面舌，也叫"光剥舌"，是人体精气极度耗竭的表现。

如果舌苔剥落不全，剥落处光滑无苔，其他地方仍残留有舌苔，有苔和无苔形成一种红白相间的"花"色，这种舌苔称为花剥苔，也由于其外观斑驳，类似于地图，所以也称为"地图舌"。这种舌苔也是人体精气不足的表现，但程度较前面的镜面舌要轻。

读到这里，你是不是已经头晕眼花？是不是开始心烦意乱？有那么多细碎繁复的内容需要观察和牢记，一时之间确实会让人感觉脑子不够用。这时候该怎么办？我想很多人都会想，如果有一剂清心除烦、益智醒脑的药就好了！回过头去想想扁鹊的故事，你明白长桑君的苦心和高见了吧？所以，对于这位医林的隐士，我只能说五个字：高，实在是高！

参见52页，长桑君不但给了扁鹊一叠医书，而且给了一瓶药，让扁鹊读累了就用上池水送服。

望诊三字诀

最后，我来谈谈使用"望"这一绝技的时候需要掌握的要点。归纳起来就是三个字：快、全、准。

快：速度要快。患者尚未开口，望诊已经完成，这就叫快。不然，盯着患者看上半天还没获取你要的信息，那肯定要被患者骂神经病。

全：看的内容要全。不能丢三落四，不能想到什么看什么，而是要心中有数，把要看的内容牢记于心，一眼望去，神、色、形、态已经尽收眼底，这就叫全。

准：判断要准。即使再细微的变化都能捕捉到，并准确判断出内环境的具体状态，这就叫准。不然，你再快、再全，如果不能看准，那都是无用功。

怎样才能做到快、全、准呢？首要一点，就是要苦练基本功，把人体神、色、形、态、舌的各种变化及其含义熟记于心，多看多思考，不断积累经验。经过一段时间的磨炼，你就能达到初级水平，即通过仔细观察，可以发现有异于正常的地方，从而推断出内环境的状态。如果再进一步修炼，功夫更加娴熟，此时体表任何微细变化都已经无法逃过你的法眼，一眼扫过，对内环境状态就能了如指掌，这就达到了望的中级水平。如果你还能刻苦用功，练到心无杂念，心眼合一，那么似看非看之间，即能洞穿内环境的奥秘，这就是望的最高境界：望而知之谓之神。

眼睛的工作到这里先告一段落，下面登场的将是鼻子和耳朵，它们将合力完成"闻诊"这一艰巨的任务。

凡事要达到很高的境界，都离不了勤学苦练。

07

听声辨病

耳朵要完成的工作是听。

从锣鼓齐鸣中听出一根绣花针落地的声音——这是武林高手的听觉。

从美妙的歌声中辨别出每一个音符——这是音乐家的听觉。

从言谈声响中发现疾病的本质——这就是中医的听觉。

中医能从患者的声音中发现什么秘密呢？我先给大家读一段文字：

一语未了，只听后院中有人笑声，说："我来迟了，不曾迎接远客！"黛玉纳罕道："这些人个个皆敛声屏气，恭肃严整如此，这来者系谁，这样放诞无礼？"心下想时，只见一群媳妇丫鬟围拥着一个人从后房门进来。

未见其人，先闻其声，这就是《红楼梦》中王熙凤的出场方式。虽然人还没见着，但从她的笑声中，大家心里早就有了这样一个印象：这肯定是一个在府中有着很高地位、行事果敢、风风火火的女人。

我们之所以会得出上述判断，是因为声音可以反映一个人的性格。比如说，脾气急躁者往往说话快而急促，性情温和者往往言语慢而轻柔，性格外向者常话多而欢快，性格内向者常沉默而寡言，等等。

不仅如此，从声音中我们还可以判断出一个人的情绪。

从李白将进酒时的"呼儿将出换美酒"，到岳飞怒发冲冠时的"仰天长啸"，再到柳永执手相看泪眼时的"无语凝噎"……这真是，古今多少情，都付声音中。

如果再仔细研究，一个人发出的声音和他（她）的内环境状态也是密切相关的。比如说，身体健康者声音多洪亮清晰，身体虚弱者声音低微而断续，生命垂危者声音微弱而模糊，等等。对此，古人总结了一首歌诀：

阳候多语，阴证无声；多语易济，无声难荣。
声浊气急，痰壅胸膈；声清而缓，内元有寒。
新病小病，其声不变；久病苛病，其声乃变。
迫及声变，病机呈显；瘖哑声嘶，莫逃大限。

看似很平常的一个声音，在你的不经意之间，就透露了你的身体状况、性格、当下的情绪……总之，你可以不说话，但你所说的，最后都将成为呈堂证供，成为抓捕疾病的有力证据！

当然，要实现从声音中发现疾病这个小目标，首先要了解声音的特性。

声音的三要素

我们听到的任何一种声音，从物理学角度来说，它都包含三个特性：音调、音色和响度。

1. 音调。

音调的高低，和声带的长短与厚薄有关。声带短薄，震动频率高，则音调高；声带宽厚，震动频率低，则音调低。

声带厚薄又和体内的性激素水平有着密切的关系。雄激素能促进声带变得宽厚，所以，发育期的男生，随着体内雄激素水平的上升，音调会逐渐变低，从原先清脆的童声逐渐变为粗大而低沉的成年男声，这就是我们常说的"变声期"。而女生在发育期，由于雌激素水平上升，雄激素水平较低，所以声带往往短薄，因而音调较高，显得清脆而尖细，"变声"也不如男生那么明显。

封建社会中的宦官，由于自小就被阉割，体内无法产生足够的雄激素，因此成年后音调依然较高，声音尖细如同女性。而如果女性体内雄激素增多（疾病或摄入），也会导致音调变低，声音变得低沉粗大而类似男声。

2. 音色。

音色主要指声音的圆润程度。音色好则声音圆润动听，丰富饱满；音色差则声音沙哑粗钝，干涩单薄。

音色的好坏主要取决于声带的完整度以及滋养状态。

我们肯定有这样的体会，当讲话过多或时间过长后，会出现口干舌燥，甚至声音沙哑，就是因为过多的讲话会损耗体内的精气和津液，导致声带缺乏滋养，于是音色变差。这时如果我们喝点水，润润喉咙，休息一下，声带的滋养状态改善了，声音也就会慢慢恢复原来的圆润。

此外，声带本身的疾病也可以导致音色的变化，如声带息肉、声带小结、声带损伤等。

3. 响度。

响度，又称音量，它反应的是声音能量的强弱。

响度主要取决于声源的振动幅度。大家都见过寺庙里的撞钟吧？如果撞击的力量大，钟的振幅就大，产生的声音就响；如果撞击力量小，钟的振幅就小，产生的声音也就弱。

人体的发声，和撞钟非常类似。肺呼出的气流冲击声带，引起声带振动，从而发出声音。所以，我们可以从一个人声音的响度上大致判断体质的强弱。体质强壮者，肋间肌收缩力量大，肺呼出的气流也强，发出的声音往往洪亮；体质瘦弱者，肋间肌收缩力量小，肺呼出的气流也弱，发出的声音自然也微弱。

此外，还有一个重要的因素可以对人体的发声造成重大影响。

大家都知道，在乐器的内部往往都有一个空腔，乐器上的特定部位发生振动后，有一部分振动产生的能量传递到空腔的空气中，产生共鸣，把乐器发出的声音有效放大，从而产生悠扬悦耳的音乐，这个空腔被叫作"共鸣箱"。

在人体的发声中也存在类似的"共鸣箱"，它们分别是鼻腔、口腔和胸腔。

这些共鸣箱如果发生疾病，那么声音的音调、音色以及响度都会随之发生变化。比如鼻炎时产生的"鼻音"，口腔疾病造成的"口齿不清"，以及胸腔疾病造成的"金实不鸣"和"金破不鸣"等。

什么叫"金实不鸣"呢？金，指的是肺（肺五行属金），可以扩展引申为整个胸腔。金实，就是指胸腔或肺里充斥了大量的病理物质，如大量痰液堵塞在肺部、肺实变、胸腔积液积血等等。这就像铜钟中间的空腔被填实了，再撞击它，就无法发出悠长响亮的钟声，而只能发出沉闷短促的声音。这种类型的失声，就叫"金实不鸣"。

那什么叫"金破不鸣"呢？就是指胸腔的完整性遭到破坏从而出现失声的状况。常见的原因有开放性肋骨骨折、气胸和重病体虚等。

声音能提供给我们的信息还远远不止这些。

有些声音，可以直接反映五藏的功能状态。

五藏之声

中医认为，在人体内有五个能量集合体，它们就是心、肝、脾、肺、肾五藏。大家注意了，我这里用的是"五藏"，而不是"五脏"，这是有讲究的。

《黄帝内经》认为：五藏者，藏精气而不泻，故满而不能实。

意思是说，五藏就是五个储藏不同能量（精气）的仓库！它的特性是吸纳而不泄漏，其中可以充满能量，但不能填塞有形的物质，所以叫作"五藏"。

现在你该明白了，中医的五藏，虽然也叫心、肝、脾、肺、肾，但它指的并不是西医解剖学上的五个脏器，而是人体内五个最重要的能量体！

这五个能量体各有各的妙用。

如心这个能量体，主管人体的神志和血脉。肝这个能量体，主管疏泄情绪、储藏血液。脾这个能量体，主管运化食物、水湿，并将精微物质输送给大脑（升清）。肾主管人体水的代谢、骨骼生长和生殖功能。肺主管呼吸，将水输送到全身（通调水道）等。而这五个能量体的能量发生变动时，就会发出不同的声音，这就是"五藏之声"。

据《黄帝内经》记载，五藏之声是这样的：心在声为笑，肝在声为呼，脾在声为歌，肺在声为哭，肾在声为呻。

别小看了这二十五个字，这里面可是蕴涵了无数先辈的

五藏≠五脏。

智慧！也别怀疑这二十五个字的正确性，因为从古至今，大量的病例、医案证实了这二十五个字是真实可信的！

下面我来举几个例子。

【病例1】记载于清朝医家俞震的《古今医案按》：戴人（攻下派掌门人张从正）路经古亳，逢一妇，病喜笑不止已半年，众医治之术穷。戴人以沧盐成块者二两余，火烧通赤，放冷研细，以河水一大碗，同煎三五沸，稍温，与饮之，以钗探咽中，吐去热痰五升。次服火剂（清热药），数日而笑定。

笑是心之声，那么喜笑不止当然就是心藏能量过剩（心气有余）的表现了，要治疗它很简单，只要去除心藏多余的能量（泻心火）就行了！于是张从正选择了清心泻火的药物（沧盐、火剂）进行治疗，结果呢？疗效是相当的好（数日而笑定）。

【病例2】是我治过的一个病人：马某，女，28岁。时常会莫名其妙地悲伤哭泣，情绪低落。询问身体其他方面，都说正常，没有不适之处。形体略瘦，舌淡苔白，脉弱。

【处方】根据五藏之声的对应关系，悲伤欲哭和肺藏这个能量体密切相关，而脉象弱则可以判断属于肺藏能量不足。治疗的办法也是现成的，张仲景的《金匮要略》中早有记载："妇人藏燥，喜悲伤欲哭……甘麦大枣汤主之。"

于是我给予淮小麦30克，大枣15克，炙甘草12克，黄芪30克，肉桂6克。7剂。

【疗效】七天药服完后，患者悲伤欲哭的症状明显改善，继续服用一个多月，原先的症状彻底消失，停药后也未见复发。

最后两个例子，是当代著名中医王洪图老先生的验案。

【病例3】一位61岁的妇女，每到阴雨天或受到精神刺激就会出现心烦嗳气、做噩梦、高声呼喊等症状，舌暗红，苔白腻，脉象弦数。因为肝在声为呼，所以王老就采用了疏肝解郁为主、化湿和胃为辅助的方法进行治疗。

【处方】柴胡8克，炒栀子10克，郁金10克，黄芩12克，丹皮12克，赤芍12克，草果10克，厚朴8克，槟榔10克，知母10克，石菖蒲15克，羌活6克，独活6克，生甘草6克。

【疗效】5剂后病减，再用柴芩温胆汤加减服用6剂后痊愈。

【病例4】一个17岁的少女，患青春期精神分裂症。主要症状是不理人，反复不停地唱歌。舌质偏红，脉象弦偏数。先以清热化痰法治疗一周，效果不理想。王老考虑再三，根据脾在声为歌的理论，改用清脾热的治疗方法，在原方基础上加入防风、石膏、栀子、藿香（泻黄散的主要成分）。只用了7剂，患者就不唱歌了。

通过以上四个病例，我们不但验证了中医"五藏之声"理论的正确性，还给了我们更深一层的启发：喜笑也好，哭泣也好，除了会发出不同的声音，也同样代表着不同的情绪，那么这是否意味着情绪的变化也和五藏之间存在着密切的关系？

答案是肯定的。

中医更是从这个理论出发，创造出了独特的治疗精神疾病的方法，历史上更是有一位医生利用这一理论，创立出了以情易情的独门绝技，这在以后我们会详细介绍。

从声音的属性到五藏之声，这都是正常人体发出的声音。还有一种声音，正常人没有，只有在疾病状态下才有，这就是人体的"异响"。

笑不止，哭不止，呻吟不止，呼喊不止，歌唱不止，皆不正常，可从相对应的五藏着手治疗。

人体的"异响"

常见的异响，有以下几种：

1. 呕吐声。

呕吐声是胃气上逆的"提示音"。

正常情况下，胃应该将消化完的食物向小肠传输，这种自上而下的传递过程，在中医上称为"胃主通降"。

通降通降，自然就是要既通且降。

两者中任何一方面出问题，胃就无法正常工作。

通，就是说胃时刻要保持一种"疏通"的状态，如果食物停滞在胃中，将胃的通道堵死，胃就无法接纳新的食物，并且会产生胀闷疼痛。

降，就是说食物的传递是自上而下、从胃向小肠的，如果胃无力将食物向下输送，反而沿着食道逆流，那就会造成恶心呕吐、嗳腐（饱嗝中夹杂酸臭味）吞酸（口泛酸水）等症状。这就叫"胃气上逆"。

我们可以从呕吐声的强弱中判断病人体质的虚实。

呕吐声强烈而有力的，往往是新病，多见于饮食不洁、饮食过度或饮酒过度等情况。

呕吐声低微无力的，往往是久病、重病患者，多见于体虚胃弱、无力运化饮食者。

如果呕吐声剧烈，呈喷射样的，则要考虑颅内病变。

2. 咳嗽声。

咳嗽声是肺脏病变的"提示音"。

清朝名医程钟龄在他的《医学心悟》中对咳嗽做过一个非常形象的比喻。他说：肺就像是一口铜钟，如果各种外界邪气（如风寒）从外侵入，或者体内的病理物质（如痰）在肺部积蓄，那么，肺就会像钟受到撞击一样而产生鸣响（咳嗽）。

咳声清脆而响亮者，多因外邪侵袭肺脏而引起，多见于感冒早期。

咳声重浊或喉中"咕咕"如水鸡声者，表示体内有痰，多见于急慢性支气管炎、肺炎等。

咳声低微，咳一两声即止或时而一咳者，多因元气虚弱而引起，多见于大病、久病体虚或平素体质虚弱者。

咳声干涩而略带嘶哑者，表示体内津液亏耗。多见于秋季燥邪伤肺而咳嗽者。

咳嗽阵发，发则连声不绝，甚至咳至恶心呕吐或咳血，终止时发出"鹭鸶"叫声的，多是小儿百日咳的表现。

咳嗽声如犬吠的，多见于白喉。

咳声调高而空者，多因阳气浮越不能收敛（和前面讲的无根之火同理）而造成。这种咳嗽以往的中医书很少有论述，用常规的止咳化痰法治疗也常常效果不佳，必须用潜阳收敛的方法才能取得满意的疗效。

我就曾遇到这样一个病例：

一个朋友的父亲患咳嗽，半个多月不愈，服抗生素及止咳糖浆都没有丝毫改善，于是打电话向我咨询。

我说，电话里看不到舌苔，也摸不到脉象，这样吧，咳嗽几声让我听听。我一听他的咳嗽，是那种"空空"的声音，给人一种"头重脚轻"、虚浮不踏实的感觉。于是我心中有底了，说，吃几天中药试试吧。

他说，熬中药太麻烦了，最好是有什么方便的中成药可以吃。我说，那也行，我教你个办法，去超市买些乌梅，就

看到这里，大家有没有对中医看病有个基本的了解？所有的疾病或者症状，都需要辨证，而非咳嗽就简单地止咳，便秘就简单地用泻下药通便。辨证论治才能找出病因，治好疾病。

是那种蜜饯乌梅，每次吃三五颗，一天吃两次，三天后再告诉我情况。

三天后他打电话告诉我，这个方法太妙了，第一天吃完，咳嗽就好像明显减轻了，到今天已经基本不咳了，我以前怎么没听说过乌梅可以治咳嗽啊？我说，你的咳嗽是由虚阳上浮引起的，而乌梅味酸，能收敛浮越的阳气，与你的病症刚好合拍，所以能取得很好的疗效。但乌梅本身并没有化痰止咳的功效，如果拿它来治疗感冒咳嗽或咳嗽痰多者，那不但没有效果，反而有可能使病情加重。

他又问，那你又是从哪里判断出我的咳嗽是由于虚阳上浮引起的呢？我说，就是从你的咳嗽声中判断出来的。

他最后在电话里感叹说，中医真是神奇。

3. 太息声。

太息就是叹气。

叹气自然是因为心情不好。

所以听到太息声，你可以二话不说，先在诊断中加入一个肝气郁结的标签。在治疗时，千万别忘了使用疏肝理气的方法，并给予一定的心理疏导，这样效果才能杠杠的。

4. 嗳气声。

嗳气就是俗称的"打饱嗝"。

吃得过饱或吃了难消化的食物，偶尔打一两个饱嗝是正常现象。如果进食后时时出现"饱嗝"，或空腹时也经常出现"饱嗝"，并且"饱嗝"中还夹杂酸腐味或未消化食物的味道，那就是胃功能低下、消化不良的反映。

5. 呃逆声。

俗称"打呃忒"，由膈肌痉挛引起。

呃声响亮而高亢者，多由内热所致（胃热上冲）。

呃声低微而无力者，多由元气虚弱而引起（脾胃虚弱）。

新病呃逆，多由外感风寒或突受惊吓而引起。

久病呃逆，多由胃气不降而引起。

当然，以上这些判断并不是绝对的。有的时候，疾病就像是一个狡猾的罪犯，常常会伪装"犯罪现场"，使患者在色、声、味上呈现出各种假象来迷惑我们，这就要求我们不能拘泥于简单的按图索骥，而是要把望、闻、问、切收集到的信息进行汇总，并根据中医理论进行合理的分析、推理，这样才能识破疾病的"诡计"，最终抓住真正的疾病"元凶"。

耳朵已经努力工作这么久，我们让它先休息一下，闻诊的另一半任务该轮到鼻子出场了。

嗅味识病

鼻子的工作当然是闻气味。

金庸笔下的采花大盗田伯光有个特殊的本领，那就是闻香识女人。用什么样的胭脂水粉，是什么样的女人，只要他一闻就可以分辨得一清二楚。因此，他只要凭借闻到的气味，就可以追踪到他想要寻找的目标。

在中医上，对嗅觉的训练也同样重要，当然目的不是要闻香识女人，而是要嗅味辨疾病。

可以给我们提供诊病价值的气味主要有两种：一是病体发出的异味，二是排泄物气味异常。

一、病体发出的异味

1. 口臭。

引起口臭的原因主要有三种：

一是口腔疾病。如龋齿、口腔溃疡、口腔的恶性肿瘤等，使得腐败菌在口腔中大量滋生，因而产生臭味。

二是消化不良。残余的食物在胃肠内发酵腐烂，并产生酸臭秽浊的气味，经食管、口腔散发出来而形成口臭。

三是胃热（也就是胃内温度过高）。胃热为什么会导致口臭呢？大家都有这样的体会，菜肴刚烧好时往往香气扑鼻，冷却之后香气就会大打折扣，甚至闻不到。其中的道理在于，食物受到加热后分子运动加速，并被气化而升腾到空气中，这样就会被我们的嗅觉细胞感知到。如果胃处于"热"的状态，那么进入胃中已经和胃液混合的食物，也会因分子运动加速而气化升腾，这就会使口腔散发难闻的气味。

2. 汗臭。

汗臭是汗液分泌过多而形成的一种酸臭味。

对发热病人来说，如果闻到汗臭，那就说明出汗量较大，往往是感受风热邪气或内热而造成，或者患者已经服用过发汗药。

如果无发热而有汗臭，那往往是元气虚弱的表现。道理和前面讲的"金破不鸣"类似，主要是因为元气虚弱时人体细胞间的结合力下降，腠理（人体肌表的防线）变得疏松而不致密，于是体内的津液就会通过肌腠间的"漏洞"而溢出体外，产生汗臭的症状。

3. 狐臭。

狐臭是大汗腺分泌过于旺盛的表现。大汗腺又名"顶浆腺"，只分布在腋下、阴部和眉毛，会分泌比较浓稠的液体（主要成分为油脂、蛋白质及铁），这些分泌物在细菌的分解下会形成恶臭，也就是我们俗称的"狐臭"。

4. 身臭。

如果病人身上散发出腐臭味，往往提示患者体表有溃疡或腐烂疮口。

5. 鼻臭。

鼻出臭气，经常流浊涕不止的，是鼻窦炎或副鼻窦炎的表现，中医称为"鼻渊"。

二、排泄物气味异常

既然是排泄物，当然会有一些难闻的气味。这就需要我们大力发扬不怕脏、不嫌臭的精神，为了伟大的医学事业，为了崇高的救人理想，暂时牺牲和委屈一下鼻子了。

常见的排泄物有大小便、痰液和白带。

大便臭秽异常的，表示有内热；大便有腥气或无明显臭味的，表示有内寒；大便有酸臭味的，往往是消化不良或食积的象征。

小便黄赤浊臭或尿臊味重的，代表有内热。

痰黄而稠厚，或夹有脓血，并带腐臭味的，往往是肺脓疡的表现，中医称为"肺痈"。

白带臭秽难闻的，表示有内热；白带有腥味或清稀无味的，则表示有内寒。

划重点：对于各种排泄物的气味，记住一个原则就可以——臭味重者，为内环境有热；有腥味者，为内环境有寒。

为什么？因为热盛则腐，夏天食物容易变质、腐烂，冬天则可以保存较长时间，就是这个道理。

当然，很多时候，我们无法直接接触到病人的排泄物，这时我们该如何来"闻"呢？那就要借助病人自己的感官来看、来闻，我们需要做的，就是仔细地询问。而问，离不开嘴的鼎力相助。

⚫ 如果你走进别人的房间，闻到有烂苹果的气味，而此时房间里并没有烂苹果，那么你基本可以下一个判断：主人有糖尿病。

⚫ 排泄物气味异常，原因不离热寒。

08

嘴的烦恼

最近比较烦，比较烦。

当然，烦的不是我，是嘴。

自从眼睛、耳朵、鼻子在望诊、闻诊中大出风头，引来无数"粉丝"之后，嘴就开始为自己被冷落而郁郁寡欢。更要命的是，最近五官之间又开始流传起一个脑筋急转弯，题目是这样的：

人为什么要有两只眼睛、两只耳朵、两只手，却只有一张嘴？

答案是：那是要让你多看、多听、多做事，少说废话！

听到这里，"嘴"的气就不打一处来：这不是落井下石吗？同样是身体的一个部分，同样为身体的健康而"努力工作"，怎么你们代表的就是正面形象，受到别人的称赞，而我却成了大家批评、打击、讽刺的对象呢？这也太不公平了吧？

也难怪嘴有意见，看看日常生活中我们的常用语"你给我闭嘴""大人讲话，小孩别插嘴""多嘴多舌"，等等，凡是和嘴有关的词，一般都没好事，整个一负面形象的代表。

不过嘴巴同学，你也别抱怨了，现在有一个"建功立业"的机会摆在你的面前，只要你该出嘴时就出嘴，你就能一雪前耻，树立起光辉而伟大的形象。

这一光荣而艰巨的任务就是：询问病人，以此找出疾病

五官争功，看看嘴巴怎么说。

的"真凶"。

嘴巴同学，你还有什么疑问吗？哦，你是说病人就是因为不知道自己病在哪里、为什么会生病，以及病了以后该怎么办，这才要到医生这里来求助，如果他（她）自己能弄明白这些，那也就不需要医生了，所以你认为要从病人那里问出疾病的本质，根本就是不可能完成的任务？

为了打消嘴巴同学的疑虑，让它能有信心完成任务（当然了，也证明一下我们不是在忽悠它，等着看它出洋相），我就先来回答上面的问题。

前面我们讲过，疾病的根源在于内环境的异常。那么，对内环境最为熟悉、最为了解，也最有发言权的是谁呢？当然是患者本人。

内环境任何细微的变化，都会以信息的方式传递给大脑，并形成知觉而被人体感知。这一点很好验证，比如说内环境过热了，人就会发热；内环境过冷了，人就会畏寒；内环境太干燥了，人就会口渴；内环境能量不够用了，人就会饥饿……这些都证明了人体感觉和内环境状态之间的密切关系。

所以，要想获取内环境的第一手资料，我们必须要充分利用病人自身的知觉。而获取病人知觉的手段，就是要靠嘴"问"。

要本着一种"打破砂锅问到底"的精神，要以"不达目的不罢休"为最高宗旨，刨根问底，问出水平，问出名堂，问到疾病无处遁形，这就是我们要达到的目标。

嘴巴同学，你现在没有后顾之忧了吧？该你大展身手了，你怎么还在磨蹭呢？哦，大家再稍等片刻，我们的嘴巴同学正在做上场前的最后准备，它要背一首口诀，据说有了这首口诀，我们就能既有序又完整，而且非常轻松地完成

"问"的任务，这首口诀叫"十问歌"。

十问歌

一问寒热二问汗，三问头身四问便，五问饮食六问胸，七聋八渴俱当辨，九因脉色察阴阳，十从气味章神见，见定虽然事不难，也须明哲毋招怨。

这就是嘴巴同学刚才临阵磨枪时背诵的秘诀，记载于明朝儒医张景岳的《景岳全书》之中。虽然只有短短五十六个字，但却把要问的内容以及问的次序都概括进去了，可谓言简意赅，易学易记，使用方便，威力无穷，是问诊必备、不可或缺之要诀！

好，现在嘴巴同学已经准备就绪，我们就有请它上场，看看它是否能像当年诸葛亮舌战群儒那样，凭借三寸不烂之舌，让狡诈的对手（疾病）原形毕露、败下阵来，顺利完成我们交给它的任务吧。

当然，要利用"问"这一犀利的武器来攻克疾病的城池，首先要做的事，就是分析"敌情"，这样才能知己知彼，百战不殆。

据"十问歌"提供的信息，敌方（病症）共有八个"堡垒"，分别是：寒热、汗、头身、便、饮食、胸、聋和渴。其中最为重要的关卡就是"寒热"（理由下面会讲），是敌军的要害所在，如果能攻克它，那么敌军的防线就能一举摧毁，我们就可以直捣黄龙，擒住疾病的元凶。所以我们问诊的第一场攻坚战，就选择寒热作为突破口。

问寒热

为什么说问寒热最为重要呢？大家想，地球万物春生、夏长、秋收、冬藏，这些变化的根源是什么？是气候的变化。气候变化的本质又是什么？是寒热的更替。

疾病也是如此。任何疾病都源自细胞形态与功能的异常，细胞形态与功能的异常又源自内环境的异常，而内环境的异常，可以用两个字来概括，那就是：寒热！

所以，寒热是一切疾病之本，要摸清疾病的底细，就必须从寒热着手，步步为营，逐个击破，这样才能获得最终的胜利。

具体来说，寒热主要有以下几种情况：

一、畏寒

畏寒就是怕冷。别人穿单衣的时候他（她）要穿夹衣，别人穿夹衣的时候他（她）要穿毛衣，到了冬季，四肢冰冷不温暖，晚上睡觉到天亮被窝都暖和不起来，这就叫畏寒。

如果问到患者有畏寒，那意味着什么呢？很显然，这是内环境温度过低（内寒）的反映。因为内环境温度低，人体缺乏足够的热能去抵御外界的寒冷，所以就导致了畏寒。

同时，在内寒状态下，细胞的生长、活动、代谢、繁殖都会受到抑制，这又会导致器官功能衰退。所以，畏寒的患者，往往同时会具有精神不振、易疲乏、胃口差、易感冒、消化不良、性功能衰退等症状。

这种由于内寒而引起的病症，中医也称为"阳虚"。

二、发热

体温升高或者在常人不觉炎热的时候有"热感"，都叫发热。发热的原因和畏寒刚好相反，是由内环境温度（全身或者局部）过高而引起的。

内环境温度升高的原因主要有三种：第一，产热太多；第二，散热不足；第三，体温调节能力不足。这三种发热，由于发病机制不同，所以会表现出不同的症状特点，而我们只要进行仔细而有目的的询问，就能获得这些信息，并做出准确的判断。

1. 产热过多引起的发热。

这种发热多由人体新陈代谢亢进（可以是自身因素，如甲亢，也可以是外来因素，如乙脑病毒）而造成。

特点：高热（往往在39℃以上），常常还会伴有大汗淋漓、口渴喜冷饮、烦躁不安、脉象洪大等症状。

看完这些症状，大家是不是觉得很眼熟？对了，在讲中医治疗乙脑时我们就提到过这种发热，它是内环境过于炎热所造成的一种病症。

参看38页。

物理学原理告诉我们，水分在蒸发时会吸收大量的热能，所以，出汗是人体用来散热降温的有效手段。当内环境温度升高的时候，人体就会通过多出汗的方式来增强散热，以维持内环境温度的恒定。但如果内环境太过"炎热"，汗腺"开足马力"进行工作也无法把体内多余的热量完全散发出去的话，体温就会升高，于是就有了一边大汗淋漓一边高热不退的症状。

同时，在炎热的内环境中，水分被大量消耗，于是会产生口渴的感觉，而冷饮可以暂时缓解内环境既热又干的状态，所以发热者会喜欢饮用凉水。由于体内能量过剩，脏腑功能处于亢奋状态，所以发热者会烦躁不安。心脏收缩力量增强，血流速度加快，对脉管的冲击力加大，所以发热者脉象常常洪大有力。

遇到这类发热，治疗的最佳办法就是"泻火"。

泻火自然离不开白虎汤。

2.散热不足引起的发热。

这种发热，多由寒邪侵袭人体而造成。

特点：发热与恶（wù）寒并存，常常伴有无汗、头痛、腰背酸痛、骨节酸痛等症状。

什么叫恶寒呢？相信大家都有过感冒发烧的体会，在发烧时常会有怕冷的感觉，而且这种怕冷和上面讲的"畏寒"还不同，畏寒只要多穿衣服、多盖被子或者通过取暖就能减轻或解除，而发烧时的怕冷却并不随着多穿衣服、多盖被子或者烤火取暖、开暖气而减轻或者消除，常常是人蜷缩在被子里还照样冷得发抖，老觉得有冷风往骨头里钻，甚至会一阵阵起鸡皮疙瘩，这种怕冷就叫恶寒。往往热度越高，恶寒也就越明显，甚至会出现寒战。

"发热又恶寒"这种现象是怎么产生的呢？

这是寒邪侵袭人体表层的结果！

我们仍旧从物理学原理中找答案。"寒"具有凝滞（低温下分子运动会减慢）、收缩（热胀冷缩）的特性。所以，当寒侵袭人体后，体表的血流变慢，血管收缩，这样人体的热能就无法到达体表，于是就产生了恶寒的现象。

同时，由于汗腺分泌受阻，人体新陈代谢产生的大量热能无法向外散发，只能在体内堆积而造成发热，这样就形成了边发热、边恶寒的特殊症状。

此外，在寒的影响下，体表的血液循环不畅，肌肉收缩甚至痉挛，于是又会造成头痛、腰背酸痛、骨节酸痛等症状。

恶寒发热这种症状在感冒初期或其他感染性疾病的早期是很常见的，对于这类疾病，西医的治疗往往只注重抗菌消炎，这样做的实际疗效并不好，不能马上退热，更无法在短时间内消除头痛、骨节酸痛等症状（我就遇到过很多因西医治疗效果不佳而转来看中医的）。那中医怎么处理呢？很简单，四个字：发汗散寒。

你喝过父母煮的姜汤吗？你是为孩子煮姜汤还是直接带去医院？

记得小时候，受点风寒，发热头痛的，父母常常会煮上一碗姜汤，趁热喝下，睡一觉，出身汗，人就轻松了，这就是最简便的发汗散寒法。

通过发汗散寒，体表的血液循环恢复顺畅了，汗腺分泌正常了，体内多余的热量就会随着汗出而消散。所以，《黄帝内经》中有这么一句话："体若燔炭（身体烫得像烧红的炭火），汗出而散。"

其次，寒邪被驱散了，原先痉挛的血管、肌肉也得到了舒缓，这样头痛、骨节酸痛等症状也就随之缓解，这就是"治病求本"的好处。以下就是一个很好的例子。

【病例】徐某，女，26岁，瑜伽教练。夜卧受寒，早上起来出现发热恶寒症状，无汗，并且全身酸痛影响活动，咽喉略有疼痛，会咯浅黄色的痰。由于夜间要给学员上课，来问我有没有迅速改善症状的办法。我看她舌苔正常，诊脉为紧而无力。

按到的脉就像是按在一根绷紧的绳索上，这就叫紧脉，脉管为什么会出现紧绷的现象？就是寒的收缩特性造成的！所以紧脉是寒邪侵袭人体的特征性脉象。结合前面发热恶寒、无汗、全身酸痛等症状，我诊断该患者的病证为"寒袭肌表"。

既然诊断已经明确，那么是不是用发汗散寒的方法就可以了呢？

还不完全对。

发汗散寒还只能算是用药制方的主导思想，就像是一道菜肴中的"主料"，要想菜肴的味道好（疗效突出），还离不开"配料"的帮衬。

那"配料"又是什么呢？

是温补阳气！为什么要温补阳气？大家注意到患者的脉象没有？除了表现为紧脉之外，还表现为脉跳无力，这就意味着患者体内阳气不足（阳虚），不能有效地鼓动脉管，这就导致了脉跳无力。当然这还只是我们根据脉象做出的推断，是否真的如此，还需要有更多的证据来证实。

证据在哪里？当然就在患者身上。

怎样才能获取这些证据？

办法只有一个，那就是：问。

于是我就问病人，平时是否比常人怕冷，胃口偏差而且容易感觉疲劳？

患者答：是的。

通过这个问答，先前的推断就基本成立了，而且发病的过程也在我们面前清晰地呈现出来：患者自身阳气不足，抵御寒冷的能力比较差，而夜间睡眠时又是人体的防御能力最弱的时候，于是寒邪就趁虚侵入人体，造成疾病。

所以，对于本证的治疗，除了使用发汗散寒的药物（主料）外，还必须使用扶助阳气的药物（配料）。这就好比两国交战，如果自身的兵力不强，那是无法把入侵者驱逐出去的。

【处方】麻黄15克，桂枝15克，杏仁10克，甘草10克（此四味药搭配称"麻黄汤"，是发汗散寒的"主料"），附子30克（温补阳气），芦根30克（化痰宣肺，和前面的附子共为配料）。1剂。

并嘱咐病人：药煎好后趁热服用，服后盖薄被睡上一觉，以使发汗效果更佳。

为什么要强调盖被子呢？

大家注意过没有，为了使蔬菜在寒冷的冬季也能很好地生长、存活，菜农们常会给菜苗盖上一层塑料薄膜，这样不但可以保温，而且可以御寒。

盖被子的作用就与此类似，它可以使体内的阳气得到蓄积，并使肌表的温度升高，从而改善血液循环和汗腺的分泌，提高药物发汗散寒的效果。

同时，盖被子可以在人体表面形成一个"屏障"，这样就可以保护人体在出汗时（这时毛孔开张、腠理疏松，最容易受邪气侵袭）不会再次受到寒邪的侵袭。

第二天患者来告，遵嘱服药后，汗出较多，随即各种不适均缓解，当晚的授课一点儿都没受影响。

3. 体温调节能力不足而引起的发热。

这种发热多由人体虚弱，对体温调节的能力下降而引起，所以中医将这类发热称为"虚热"（虚火）。

特点：自觉发热但体温并不升高，或有低热（常低于38℃），热感常上午轻，午后或夜间重，休息后减轻，劳累后加重，并伴有手足心烫、肤热、疲倦乏力、食欲减退、精神不振等症状。

很多久病、大病之后的患者，以及体质虚弱或过度劳累者往往会出现这种虚热，西医由于无法找到病因，常常对此束手无策。中医通过补元气的方法则能收到不退热而热自消的效果。

【病例】骆某，男，30岁。低热一月余，上午轻，下午重，体温在38℃—39℃之间，西医各项检查都未发现异常。兼有精神疲软，食欲差，大便时干时稀，汗不多，口不觉渴，睡眠浅而多梦等症状。舌苔正常，脉象细弱。

通过询问，我又得知患者最近工作比较劳累，休息不足，每天都要到凌晨两三点才能入睡。据此，我诊断其为气虚发热。

【**处方**】黄芪120克，当归15克，升麻5克，柴胡5克，炙甘草10克，陈皮6克，党参30克，炒白术12克。

仅服用了五剂药，困扰患者一个多月的低热就消失了。

上面的药方，就是著名的"补中益气汤"（我根据患者的虚弱程度加重了药量）。这个方子是金元时期的名医李东垣创立的，用于治疗因劳累颠簸、元气亏耗而造成的发热。由于黄芪、党参、甘草这类补元气的药物，大多味甘（甜）而性温，所以中医又把这种治疗方法称为"甘温除大热"。

三、潮热

定时发热，常出现在午后或夜间，过时热退，就像潮涨潮落一样有规律，这就叫潮热。潮热是怎样形成的呢？那还要从人体阳气的变化说起。

我们都知道，自然界中的阳气在一天中会发生不同的变化，清晨随着太阳从东边升起，阳气也开始生发，到正午达到最旺盛，然后又开始逐渐衰减，到傍晚太阳下山，阳气开始潜藏，如此周而复始。

而在人体内，这样的变化也照样在发生着：清晨我们从睡眠中醒来，这时体内的阳气开始生发，脏腑功能开始活跃、增强；到正午，阳气最为旺盛，此时，人的精力和体力也达到顶峰；午后阳气开始衰减，脏腑功能也逐步减弱，人因此会在这个时候觉得疲倦；到夜间阳气潜藏，脏腑功能降到最低，于是人就会犯困而进入梦乡。

正是阳气在体内的这种盛衰变化，造就了人"日出而作，日落而息"的生理特征，这也是人与自然相适应的结果。

如果有因素影响到阳气的"潮涨潮落"，那么就会造成潮热。

潮热主要有以下三种：

1.湿温潮热。

大家对浴室中那种潮湿闷热的环境都有体会吧？这就叫湿温。

湿温为什么会导致潮热呢？

这要从"湿"的特性说起。

在潮湿的环境中，我们会感觉全身黏糊糊、不清爽，这就是湿性黏滞的体现。因为湿具有黏滞的特性，所以它会吸附大量的热，并且延缓、阻碍热量的及时散发。所以，当人的内环境中充满"湿"的时候，人体内的热量就不能及时向外透发，进而形成潮热。

湿温潮热除了定时在午后或下午发作，还有一个重要的特点就是"身热不扬"。就是肌肤刚开始触摸的时候并不太热，可是接触时间一久就会觉得热而烫手，这就叫"身热不扬"。身热不扬这种情况也是由于"湿"阻碍了热量的散发而形成的。

此外，要判断湿温潮热，还有一个证据，那就是舌苔。

有一个潮湿闷热的内环境，就必然会有一个黄腻的舌苔！

见69—71页。

道理嘛，大家不妨回过头去温习一下有关看舌苔的内容，这里我就不再解释了。

2.阳浮潮热。

有点中医知识的读者肯定要问了，"阳浮潮热"这个说法好像从来没听说过啊。确实，"阳浮潮热"在以往的中医书中都是找不到的，因为这是我给它取的名字。

这种潮热常见于女性的更年期。很多女性到了50岁左右（绝经前后）会出现潮热、汗出、烦躁、脾气大等症状，西医称此为更年期综合征，并认为这是内分泌紊乱造成的。

如果你去看中医，那么大多数时候会听到这样的说法：

这是"阴虚火旺"引起的，并且会建议你服用一些六味地黄丸、知柏地黄丸等滋阴降火的药物。

很多人听从医生建议后会经年累月地服用这些药物，可是恼人的潮热并没有因为服药而"销声匿迹"，还是会时不时地来"造访"。这时医生又会说，中药嘛，是要慢慢来的。听话者便继续服用，拿出愚公移山的精神劲儿，服它个三五年，欸，潮热真的不见了。于是医生就会说，你看，潮热没了吧，吃中药治病一定要有耐心，因为它是治本的，所以呢见效往往就慢。

可是这样的说法是经不住推敲的，你想想，过个三年五年的，更年期基本也就结束了，即使不吃药，那些潮热也是会好的，如果这样也算是中医的"功劳"，那无怪乎要被人骂"骗子"了。

更年期潮热到底是怎样产生的呢？我认为是"阳浮"。

什么叫"阳浮"？

从字面意义上说，就是指阳气浮越。

大家都看到过这样的现象：火堆在即将熄灭的时候会有火星飘浮到空中，这就是阳气浮越的一种表现，它还有一个我们熟悉的名字，叫"无根之火"。

想想面部像涂了胭脂一样的红。

在人体内部也同样存在这样的情况，当人体阳气虚弱到一定程度，它就不能安守在人体内部，而会时不时地向外、向上"飘浮"。它所到之处，就会因为热量过剩而造成潮热汗出、两颧潮红、心烦急躁、失眠多梦等类似"内热"的症状，这就叫"阳浮"。

讲到这里，问题又来了，既然"阳浮"会表现出类似"内热"的症状，那我们如何将它和真正的内热区别开来呢？

很简单，由于"阳浮"的本质是阳气不足，所以在热的表象背后必然存在畏寒怕冷、精神不振、乏力倦怠、口不渴不喜饮水、舌苔淡白、脉象细弱等阳虚的特征。这和内热具有的发热、大汗淋漓、口渴多饮、满面通红、烦躁易怒、舌红苔黄、脉象洪大是完全不同的。

【病例】我一表姐，49岁，时时潮热，热时汗出，汗后怕冷，一天之中会发作多次，深为其苦。经过进一步的询问，她又告诉我最近总觉得很疲倦，胃口尚好，大便偏稀，小便正常，口不干。再看舌苔，淡白而略胖，水分充盈。脉象细弱。

根据以上表现，我诊断其为阳浮潮热。

【处方】附子12克，干姜15克，炙甘草15克，龙骨30克，煅牡蛎30克。

其中附子、干姜、炙甘草叫"四逆汤"，作用回阳救逆，龙骨、煅牡蛎收敛浮阳，五药合用，使阳气足而潜藏，自然可以热消而病愈。

总共服药10剂，潮热即止，停药后未再发。

3. 阳明潮热。

这是因热邪侵入大肠，和肠内糟粕结成燥屎，堵塞肠道所造成的一种潮热，以下午3—5点发热、手足出汗、腹硬痛、大便不通为特点。

为什么会在下午3—5点发热？

这是因为此时是人体足阳明大肠经经气最旺盛的时刻。

对于此种潮热的治疗方法，就是釜底抽薪，用大承气汤泻下通便，肠中燥屎排出，潮热自然消失。

四、寒热往来

有个成语叫"来而不往非礼也"，所以，寒热往来的意思，就是指寒与热一来一去，交替发作。发冷的时候，战栗发抖，裹几床被子、烤火取暖都无法缓解，等会儿，冷没有

这个处方是不是看起来很眼熟？还记得高血压的第一个病案吗？（见18—22页）两个不同的病，我们采用了相同的治疗方法，都取得了良好的疗效，这在中医上称为"异病同治"。为什么"异病"可以"同治"？因为它们具有相同的"内环境"，也就是说，它们的"证"是相同的。

了，又发起热来，这时不但不想盖被子，还恨不得泡在冰水里，这也不解其热，这就叫寒热往来，多见于疟疾，以及寒邪侵入人体半表半里之间的少阳病（关于少阳病，后面我们会有详细讲解，这里暂且不展开）。

问到这里，"寒热"这个堡垒基本就被我们攻克了。通过对寒热的询问，人体的内环境状态已经大致呈现在我们面前了，现在要做的，就是乘胜追击、直捣黄龙。

嘴巴同学，你就别抱怨了，我们都知道经过刚才的攻坚战，你已经很累了，但是疾病还在猖狂，人们的健康还面临着巨大的威胁，所以你现在还不能卸甲归田，只能再辛苦一下，继续踏上征程，等和疾病的战斗结束后，我们一定会在功劳簿上给你记头功。

现在就让我们把目光瞄准下一个战场：问汗。

问汗

阳加于阴而为汗。

用专业术语来描述，那就是：人体内的阳气蒸腾津液，使其从汗孔中排出，这就是汗。

当然，我们还可以用更形象的方式来解读：一锅水（阴），我们给它加热（阳），过会儿，揭开锅盖，就可以看到有水珠（汗）在锅盖上凝集，这就叫"阳加于阴而为汗"。

所以，通过问汗我们可以了解体内阳气和津液的状态。

当人体阳气过盛的时候，就会表现为多汗；而当人体阳气不足的时候，就会表现为少汗或无汗。

如果人体津液大量亏损（如大吐、大泻）之后，则又会表现为汗少而黏如油状。这是由津液不足，在阳气的蒸腾下，汗液浓缩而变得黏稠所致。

除此之外，还有几种特殊的出汗可以帮助我们了解内环境的状态，这就是自汗与盗汗。

在别人不觉得热的环境下或安静状态时汗出不止，这种不请自来的出汗，就叫"自汗"。

自汗主要见于两种情况，一是内热，二是阳虚。

内热导致的自汗很好理解，因为内环境处于炎热状态时，一方面，对津液的蒸腾作用会增强，另一方面，人体需要多出汗来散发体内多余的热量，所以就会出现自汗现象。这种自汗，常常伴有畏热或者发热、面红、急躁易怒、声高息粗、体格壮实、脉象洪大等内热的特征性症状。

而阳虚则意味着内环境热量不足，这样，对津液的蒸腾作用就会减弱，那应该表现为少汗或无汗才对啊？为什么也会导致自汗呢？

大家还记不记得我们前面讲过，久病体虚者会出现"金破不鸣"现象，其中的奥妙就在于细胞之间的结合力下降，导致胸腔不能构成一个完整的共鸣箱，于是就造成了"金破不鸣"。

可以参看231—233页、234—236页有关卫气的内容。

阳虚会导致自汗，原理就与此类似。在人体的肌腠，存在着一道防线，这道防线的作用有两个，一是抵御外来邪气（如风、寒、湿等）的入侵，二是防止体内精华物质（如血、津液）的丢失。而这道防线要坚固而致密，就必须依赖细胞之间的紧密结合。

如果阳虚到一定程度，体内的能量处于极度匮乏的状态，那么，细胞就没有力气"手拉手"，保持原来"亲密无间"的连接，这样，原本密不透风的肌腠屏障就会出现很多细小的"漏洞"（当然，这些"缝隙"肉眼是看不到的），体内的津液就可以通过这些缝隙渗漏到体外，这就形成了自汗。

和内热引起的自汗不同的是，阳虚引起的自汗，常常兼有畏寒怕冷、疲劳乏力、精神不振、声低懒动、脉象细弱等特征。

还有一种异常的出汗，常常在人睡觉的时候偷偷地出，醒来就停止不出，就像盗贼一样，夜出昼伏，所以被称为"盗汗"。

以前的中医书都将盗汗的病因归咎于"阴虚"，所以很多中医师遇到盗汗，常常不假思索地采用滋阴降火的药物来治疗。事实上这是不正确的。经过我的观察和实践，我认为盗汗的发生机制，和更年期潮热非常类似，多数是阳浮（无根之火）所致，所以应当采用温阳潜阳的方法才能取得良好的疗效。我们来看一个例子。

【病例】徐某，女，32岁。盗汗2月余，每天睡至凌晨即会潮热汗出，出汗量大，全身衣衫都会湿透，有时一晚上要换好几套睡衣。

询问后我又得知，除了盗汗外，患者还有畏寒、大便费力（但不干燥）、精神不振、口不渴等症状。舌淡红，苔薄白，脉弱。

【处方】黄芪45克，附子12克，炮姜10克，炒白术30克，煅龙骨30克，煅牡蛎30克，炙甘草15克，砂仁15克。

服用一周后盗汗就止住了。

大家有可能已经注意到了，这个方子和前面我们讲阳浮潮热时用到的药方几乎是一样的。为什么同样的药可以治好不同的病呢？这不是有些人认为的"瞎猫碰到死耗子"，也不是有些人认为的"医者意也"这么玄乎，其中的道理很简单，因为这两种看似不同的病，经过中医的分析和推理，它们的本质是相同的，仅此而已。

当然，中医的精髓是辨证施治，所以，我们不能单凭一

阳虚自汗轻者，治疗上益气固卫即可，可选用玉屏风散（黄芪、白术、防风）；重者，需回阳救逆，必须用四逆汤（附子、干姜、甘草）之类才能收功。

又是异病同治。

个症状就武断地下结论，而是要把望、闻、问、切收集到的全部信息综合到一起（四诊合参），进行合理的分析和推断，这样才能准确地判断出患者的内环境状态，并给予最有效的治疗方法。

这里附带说一句，很多儿童也有睡觉时出汗偏多的现象。只要没有明显的食欲不振、面色青黄、发育迟缓等症状，这种出汗就是新陈代谢旺盛所致，并不是病态，所以无须治疗。

闲话少说，问汗这一仗还没打完呢，我们继续前进。

在自然界中，存在着一个不安定的分子，那就是风。一年四季我们都可以看到它的身影，在它心情好时，会创造出"吹皱一池春水"的诗意，而当它心情恶劣时，它又会毁屋折树，掀起惊涛骇浪，让人徒生"茅屋为秋风所破"的哀叹。

正因为风好动，脾气又时好时坏，所以它常常会乘人不备，在人放松警惕的时候，如睡觉、洗澡、久病体虚时，偷偷侵入体内（所以中医常将风称为"贼风"），给你造成一些小麻烦，如头疼脑热、鼻塞流涕、咽痒咳嗽等，这就是我们俗称的"伤风"。

由于风在外界自由散漫惯了，所以跑到体内后也一样不安分，它会扰动津液，迫使它外泄，于是就造成了一边发热恶寒、一边汗出不止的状况，中医将风的这一特性概括为两个字：开泄。

风性开泄这个特性很重要，为什么？因为利用它，我们就可以区分出侵袭人体的邪气的性质。

前面我们讲过，寒邪侵袭人体表层（中医称之为"伤寒"，和西医传染病里的"伤寒"是两码事）也会出现发热恶寒、头痛、骨节疼痛、鼻塞流涕等类似的症状，粗一看，

风邪无处不至又变化无常，还有"内风""外风"之分，如果有最让医生头痛的致病因素排行榜，风绝对可以排进TOP3。关于风的详细介绍可以参见241页。

和"伤风"没啥不同的，但你要是仔细一研究，哎，它们之间还真有差异，那就是出汗。

由于寒的特性是凝滞、收敛，所以它会使汗孔闭塞、津液的蒸腾作用减弱，从而出现无汗或少汗的症状。而风的特性是开泄，所以它会使汗孔张开、津液外泄而导致多汗。这样，两种症状相似却又性质不同的疾病，通过问汗就很容易区分开来了，这就是问的威力所在！

很多人看到西医有那么多先进的仪器，有那么多时髦的名词（分子、基因、DNA），就会盲目崇拜和信任。而中医"折腾"了几千年，仍然只还是望、闻、问、切这一套，也没见搞出新花样来。于是很多人就觉得中医落后了，跟不上时代的发展了，也不管自己有没有理解和认识中医的内涵，便开始加入到反对、诋毁中医的阵营中去，这是非常可悲的。

从伤风与伤寒的辨析中，我们可以看到，中医对待疾病的态度是极其认真和细致的，细致到不放过任何的蛛丝马迹，不放过任何的细微症状，这样做的目的只有一个，从细微处寻找致病的"真凶"，并最终将其"绳之以法"，还患者一个健康的体魄。

看着"汗"的堡垒被攻破了，嘴不免有些洋洋自得，颇有些"谁敢横刀立马，唯我嘴大将军"的气势。我说嘴巴同学，先别得意，虽然在前面的战斗中你战功显赫，但革命尚未成功，同志仍须努力啊，下一个进攻目标：问头。

问头

十问歌里是"三问头身四问便"。问身，主要是问身痛的性质与部位。不同原因造成的身痛，其疼痛性质也会有差别，如气滞表现为胀痛、血瘀表现为刺痛。根据身痛的不同部位，我们可以判断疾病所在经络，如痛在身侧、胁肋的属少阳经，痛在项、腰、大腿后侧、小腿外侧属太阳经，从而选择不同的引经药来增强疗效。但总体上，问身的特殊性不是很鲜明，我们这里主要来看问头。

头是人体耗血耗氧量最大的"场所"，所以通过问头，我们就可以深入了解供血系统的运转情况，如血液量、血压、血管的通畅度等。头部最常见的症状就是头晕和头痛。

一、头晕

（一）头部供血不足

头部供血不足时会导致头晕，而供血不足主要和以下几个方面有关：

1. 血压低。

在前面讲高血压的时候，我做过一个比喻：头部就好比是顶楼住户，而血压就像是自来水的水压，如果压力不够，住户家里就会断水（缺血），所以血压低是导致头晕的最常见因素。

血压低又是如何产生的呢？前面也已经给出过答案：阳虚。在阳虚的状态下，人体能量匮乏，没有足够的动力来推动血液循环，也没有足够的能量来维持血管的张力，这就造成了低血压。所以，血压低引起的头晕，常常会伴有畏寒怕冷、神疲乏力、精神不振、声低懒言等阳虚的特征。

2. 血管的阻力增大。

如血管狭窄、血管硬化都可以使血管阻力增大，导致脑部供血减少而产生头晕。这种头晕，多见于老年人。

3. 血液黏滞度增高。

血液中的黏稠物质增多（如高血脂患者），导致血流瘀滞而不畅通，这也同样会导致头部供血减少，造成头晕。这种头晕，多伴有头重头沉、心胸憋闷、形体肥胖等症状。

4. 血液亏损。

因全身血液亏少，所以大脑得到的血液供应也相应减少，从而导致头晕。多见于贫血、大出血或久病体虚者，常常伴有面色苍白、唇甲淡白、心悸心慌、毛发枯黄、肌肤黄而粗糙等贫血的症状。

（二）头部供血过度

以上讲了头部供血不足引起的头晕，相反，头部供血过度也可以造成头晕。

中国有句古话，叫"过犹不及"，这句话用在人身上也同样适用。好比吃饭，吃不饱，人就没力气干活，可吃太饱了呢，又会伤胃，造成胃脘饱胀、恶心想吐等症状。再比如，维生素是人体必需的物质，但如果过量服用，那又会导致中毒。所以，对人体来讲，任何物质的供给，恰到好处才会有益于身体，血液供应也是如此。

当头部供血不够时，大脑会因缺血缺氧而产生头晕，可当头部供血过度时，大脑又会因为充血而无法正常工作，因此也产生头晕感。那如何来鉴别呢？当然还是要靠问。头部过度充血而造成的头晕，往往具有头胀头痛、面如醉酒色、头重脚轻（头部血管过度充盈、膨胀导致）等症状。

刨根问底是一个合格中医师的必备技能。

二、头痛

为了不至于还没看完就头痛，我先来讲个故事调节下气氛。

从前有个书生，肚子里没多少墨水却总认为自己很有学问，文章写得很棒。有次写了一篇自以为非常精彩的文章，左读右读，正读倒读，都觉得无刺可挑，得意之下大笔一挥，写下四字批语：字字痛切。写完，觉得还不过瘾，"独乐乐不如众乐乐"，如此"妙文"怎么能不找人分享一下呢？

于是就拿了文章去给先生（老师）看，希望能得到先生的赞许和夸奖。先生看完后，笑而不语，提起笔来把书生"字字痛切"的评语中的"切"涂去，然后扬长而去。

书生琢磨了半天，觉得"字字痛"和"字字痛切"也没什么大区别啊，先生肯定也是夸我文章写得好，于是他就欢天喜地地回家了。到家里，妻子问：什么事这么高兴？书生说：今天先生表扬我的文章写得好。妻子又问：先生是怎样表扬你的呢？书生说：先生说我的文章写得字字痛。妻子一听，笑得腰都直不起来，说：先生批评你文章写得不好，你却还洋洋自得，真不知道你平时都在做什么学问！书生大惑不解，问：此话怎讲？妻子说：不通则痛，痛则不通，先生是在说你的文章狗屁不通啊！书生这才恍然大悟，顿时满脸羞愧。

看来略懂中医知识的好处不止在养生保健。

笑过之后，我们来讲"不通则痛，痛则不通"这八个字。

中医认为，任何疼痛的发生，都是由于气血瘀滞不通，头痛自然也是如此。当然，气血瘀滞不通，这只是结果，细究下去，它还有各种不同的原因，这就需要我们通过详细询问来进行识别和区分。

1. 气滞头痛。

什么叫气滞呢？气在体内不能顺畅地流动，这就叫气滞。气不能顺畅流动，就只能往外周膨胀（就像给气球打气），所以气滞头痛的最大特点就是以"胀痛"为主。

造成气滞的最常见的因素就是情绪。

不仅头痛，身体其他部位的疼痛也常常是这些因素造成的。问清楚疼痛的性质，就能利用合理的分析，推断出疾病的"真凶"。

大家都有这样的体会，人在心情不好时常会觉得胸口堵堵的，吃不下饭，这就是气流通受阻的一种表现。中医认为，当人的情绪处于抑郁、紧张、愤怒的时候，体内就会发生气滞（中医术语："肝气郁结"），如果气滞发生在头部，那就会导致头部胀痛（暴怒后常会出现头部胀痛就是这个道理）。

2. 血瘀头痛。

血流瘀滞，不能通畅地在血管中运行，这就叫血瘀。

血瘀头痛的特点是疼痛固定不移，多呈针刺样痛，夜间或遇寒后疼痛加重。多由外伤、受寒、血液循环动力不足（阳虚）等因素引起。

3. 精血亏损头痛。

年老体衰或久病重病之后，体内精血亏耗，不能滋养头部，也会导致头痛。这种头痛往往以空痛（疼痛之外自觉头脑空空如也就叫空痛）为主。

4. 感邪头痛。

外来的邪气（如风、寒）侵袭头部，使头部气血运行失畅也会导致头痛。这种头痛，常常会伴有恶寒发热、鼻塞流涕、咽痛咳嗽等感受外邪的症状。

关于头，我们就问到这里。

哎，嘴巴同学，你怎么开始退缩了？什么？前面的堡垒中臭气熏天，你快抵挡不住了？哦，情况我们已经知道了，那不过是"敌人"施放的烟幕弹，企图让我们放弃进攻。虽然气味是难闻了点儿，但敌人不过是纸老虎，所以希望你发扬不怕脏不怕臭的精神，把问进行到底！我们相信，在你的强大攻势下，"大小便"这个拦路虎根本就挡不住你前进的脚步。

问便

问便，主要就是问大小便情况。大家可千万别因为它又脏又臭就绕道而行，不然，很多极具价值的信息就会从我们眼皮底下悄悄溜走。

一、大便

大便是饮食经过人体消化吸收之后，经肠道排泄出来的糟粕物质，所以通过问大便，我们可以了解人体的消化功能与大肠的传导状态。

最常见的大便异常就是便秘和泄泻。

（一）便秘

有很多人对便秘存在误解，认为每天解大便才是正常的，如果中间有一两天没解这就是便秘，其实这种观点是不对的。只有排便困难，甚至大便时需要痛苦挣扎，花上很长时间才能将大便解出，又或者大便干结，数日不解，腹中胀满难受的，这才叫便秘。

引起便秘的主要因素归纳起来就三个字：燥、寒、虚。

1. 燥，指肠道干燥。

在自然界中，如果久旱无雨，大地就会干裂。在体内，如果缺乏津液的滋润，那么肠道就会变得干涩而不通畅，这样，糟粕物质就无法顺畅地排出体外，从而造成便秘。

导致体内津液缺乏的因素也有三个：

一是脱水。如水分摄入不足（如长期不能正常饮水者）或丢失太多（如大吐、大泻之后），都可以使人体津液大量减少。

二是内热。热会使水分消耗增加，并且内热时人体大量出汗又会加重津液损耗。

三是失血。由于血液中含有大量的水分，所以失血的同时必定伴随大量水分的丧失，造成津液亏损、肠道涩滞不通。

早在东汉时期，张仲景在他的《金匮要略》中就已经提到了这种失血引起的便秘。他说：

新产妇人有三病，一者病痉（破伤风），二者病郁冒（头晕），三者大便难，何谓也？师曰：新产血虚、多出汗、喜中风，故令病痉；亡血复汗、寒多，故令郁冒；亡津液，胃燥，故大便难。

2.寒，指感受寒邪。

大家回忆一下，寒的特性是什么呢？

对了，是凝滞和收引。

所以当寒邪侵袭胃肠的时候，肠道就会发生痉挛。肠道一痉挛，后果就严重了，因为这可是糟粕物质排泄的唯一通道啊，这个通道一堵塞，那自然就造成了便秘。

当然了，这种由寒而致的便秘还必然会体现出寒的特征，那就是腹部冷痛、得热痛减。而且，由于体内并不缺少水分，所以解出的大便并不干燥。

3.虚，指阳气虚。

糟粕物质要顺畅排出体外，除了肠道要保持滋润外，还需要靠肠蠕动来提供动力。肠蠕动的动力又来自哪里呢？那就是阳气。当阳气不足时，细胞活性受到抑制，肠道蠕动减慢，无力将糟粕物质及时排出而导致便秘。

与此同时，由于阳气不足，所以也必然会出现畏寒怕冷、精神不振、疲劳乏力、胃口不开等脏器功能低下的症状。

（二）泄泻

说完便秘，我们再来说一个和便秘完全相反的病症：泄泻（俗话叫：拉肚子）。

提起拉肚子，想必很多人都有过这样的痛苦经历：吃了变质或不干净的食物，几小时后开始腹痛腹泻，不停地往厕所跑……耽误正事不说，弄不好还会有很多的难堪。如果拉

> 想不起来就脑补下寒冷的冬天蜷缩在被窝里不愿起床的场景。

> 阳气就是人体的能量源，就像电池之于遥控器、反应堆之于钢铁侠、太阳之于地球。

得厉害，可能好几天都缓不过劲来。

在小的时候，遇到这种吃坏肚子的情况，大人往往会让我们吃黄连素，黄连素外面有糖衣，一点儿也不难吃，而且效果还很好，往往吃上一两天，腹痛腹泻就止住了。但是现在呢？遇到这种情况，大家都习惯于上医院挂吊瓶，药物更高档了（当然钱也必须多花），但效果好像还不如黄连素，这又是为什么呢？原因就在于两个字：湿热。

变质或不洁的食物进入体内后，会腐烂发酵，产生大量的热，并且蒸腾津液，在胃肠道内形成一个湿热秽浊的环境。这个湿热的环境就成了微生物滋生的温床，各种有害菌在里面大量繁殖、释放毒素，整个胃肠系统被搞得"乌烟瘴气"，这就导致了腹痛腹泻、恶心呕吐、大便臭秽难闻等症状。

所以，本病的关键是在于胃肠道内的湿热，而不是细菌。如果光抗菌、杀菌而不着力于消除胃肠内的湿热，那效果就会大打折扣，这就是黄连素疗效优于花钱多的抗生素的道理所在。

还有，在挂吊瓶的时候，会有大量液体从静脉进入体内，这对本来已经湿热不堪的内环境来说，可谓是雪上加霜，不但无益于病情，反而会使内环境的湿更深重，疗效不好也在情理之中了。

这是急性的泄泻，还有一种慢性的泄泻，表现为大便次数多、稀溏不成形，甚至夹有未消化的食物（完谷不化），并兼有胃口差（中医术语：纳呆）、精神不振、疲劳乏力、畏寒喜暖、一般无腹痛（或隐痛不适）等症状，这种泄泻的病因多为阳虚。

二、小便

问完大便，接着问小便。小便的生成、排泄主要由肾脏、膀胱来完成，所以问小便我们可以获取这两大脏器的信息。

尿频、尿急、尿痛并伴有小便灼热、黄赤、浑浊的，意味着膀胱有湿热。

夜尿频多，或小便无力，淋沥不尽，甚至点滴不出（中医术语：癃闭），伴有腰膝酸软、畏寒乏力、精神不振、头晕心悸的，是肾阳虚（关于肾的概念以后会讲）所导致。

小便中夹杂泥砂样物质，或小便癃闭伴腰胁绞痛的，往往表明尿路（包括肾、输尿管、膀胱）存在结石。

以上就是有关二便的大致情况。

嘴巴同学，恭喜你又攻克了前进道路上一个关键的堡垒，现在"敌军"的主力部队已经被消灭，最后的胜利已经唾手可得，那就一鼓作气，成就问诊大业吧。

最后的"战斗"

"十问歌"指示的八大堡垒还剩下四个：问饮食、问胸、问耳、问渴。相比前面的四大堡垒而言，它们相对简单，防守薄弱，所以，我们只要较少的"兵力"就能完成"战斗"。嘴巴同学已经迫不及待要冲锋陷阵了，就让我们欣赏它最后一战的风采吧！

最后一战将分别在四个战场展开。

第一战场：问饮食

在前面的章节中，我曾经用过这样一个比喻：饮食的消化，就好比是把一锅生米煮成熟饭的过程。胃就是盛米的锅，而人体的阳气则相当于灶头里的火，生米能否煮成熟饭，关键就在于火力的大小。如果火力不足，那饭就煮不熟；而如果火力太旺，那饭又会烧焦。所以，人体内环境中热量（阳气）的多少是影响消化的最重要因素。

比如，食欲过于旺盛，时时感到饥饿或进食不久即饿（中医术语：消食易饥），同时伴有急躁易怒、畏热多汗、口渴喜冷饮等症状者，多是胃中阳气过旺（胃火）所致；而如果食欲不振，不知饥饿，吃东西后感觉食物停留在胃中难以消化，胃脘饱胀不舒，大便完谷不化，则又往往是阳气不足（阳虚）所致。

第二战场：问胸

胸部是肺和心脏的"居住"场所，所以问胸可以了解到心、肺的健康状态。

胸闷，伴乏力头晕、气短心悸、语声低微的，多为阳气不足所致。

胸口胀闷，常常叹气，叹气后胸口舒缓的，多为情绪抑郁（肝气郁结）所致。

胸口憋闷疼痛，甚至冷汗淋漓、四肢厥冷（从四肢末端向上发冷，称厥冷，也叫逆冷）、嘴唇发青者，是心脉淤塞不通的表现，中医称此为"胸痹"（痹，是闭塞不通的意思，胸痹相当于西医的心绞痛、心肌梗死）。

如果咳嗽而伴有胸痛，常常是胸腔积液的表现，中医称"悬饮"。

第三战场：问耳

耳部的症状主要有耳鸣、耳聋两种。

耳中自觉有声，如蝉鸣、如响雷或如火车的隆隆声，这就叫耳鸣。中医认为，肝的经络从耳部经过，所以耳鸣的发生常常和肝存在一定联系，具体来说，又有热（功能亢进）与虚（功能不足）两种情况：

耳鸣，伴有口苦、胁痛、急躁易怒的，是肝经阳气过旺

（中医术语：肝阳上亢或肝火上炎）所致。

耳鸣，伴头晕乏力、腰膝酸软、小便频数、畏寒喜暖的，是肝肾阳气不足所致。

耳聋，有突发性耳聋和渐进性耳聋两种。

突发性耳聋多由肝气郁结（起病前常常有暴怒、情绪抑郁等情况）或感受寒邪所引起。

渐进性耳聋多由年老体衰、肾精枯竭所导致。

附：现代中医耳鼻喉科的奠基人干祖望教授对耳鸣的热与虚有以下鉴别方法，这里摘录供大家参考：

在外来噪音下，耳鸣加重，甚至出现烦躁不安的，多为实症耳鸣（热）；在外来噪音下，耳鸣被外界噪音淹没，鸣声减轻，甚至消失的，为虚症耳鸣（虚）。

第四战场：问渴

很多中医会简单地把口渴和体内水分亏少（阴虚）联系起来，事实上这是不对的。口渴的成因是多种多样的，我们需要根据口渴的特征来细细辨别，最终得出正确的结论。

口渴喜冷饮，饮后口渴感可以减轻或缓解的，伴有大汗、烦躁或有高热的，证明内环境有热。

口渴喜热饮，饮后渴仍不解或越饮越渴，夜间口渴加重，白天减轻的，这是内环境过寒造成的。原因就在于"天寒地冻"，水液凝滞不通，不能发挥滋润作用。

感觉口渴，但只是喜欢将水含在嘴里而不想咽下去的（但欲漱口不欲咽），这又是体内有瘀血的象征。原因是，血流瘀滞势必牵连水液，使其无法流通全身并起到滋润作用，所以会产生口渴感。这就好比河道淤塞，那么下游的土地就无法获得河水的灌溉而干裂。但这种干燥并不是由体内缺水所导致，所以大脑又会发出指令，抵制喝入多量的水，于是就产生了"但欲漱口不欲咽"的特殊症状。

战斗结束。

这场问诊大战，嘴巴同学以它坚韧的毅力、优异的忍耐力、细致的分析力、强大的战斗力，攻克八大堡垒，终于取得了最后的胜利。它为自己正了名，也和眼睛、鼻子、耳朵一起成为中医诊病中不可或缺的战斗英雄！它的功绩没有谁可以磨灭，它的贡献会让我们所有人都牢记！

最后，让我们来听听嘴巴同学在经历这场艰苦卓绝的"战争"后的感言：

感谢中医给了我一个证明自己的机会。通过"问病"这场战斗，我认识到了中医的强大，这种强大不是表现在它的外表，也不是表现在拥有多少先进武器（仪器设备），而是表现在它的"内心"（核心思想）。

哪怕是一个再普通、再平凡的症状，中医都会详加询问，如口渴要分清喜不喜欢喝水、喜欢喝凉水还是热水；如疼痛时要分清胀痛、刺痛、冷痛和灼痛；如恶寒发热时要问清有汗、无汗；等等。就是在这些看似无关紧要的问答面前，再狡猾的敌人（疾病）也会原形毕露，最终土崩瓦解，这就是心的力量！心的强大才是真正的强大！

让我们用热烈的掌声欢送嘴巴同学！恭喜它在战斗的洗礼中不断成长，并最终练成了问诊绝技！

至此，中医四大绝技仅剩一项还没登台亮相，那就是大家眼中最神秘、最高深的中医独门秘技——切脉。

切脉，就需要动手。

该出手时就出手

如果说"问"靠的是嘴上功夫的话，那么"切"（诊脉）就要动手了。当然不是要动手使用武力，而是要和脉搏来个"亲密接触"。别小看了这"一搭手"，这可是中医诊断疾病的终极绝技——脉诊（俗称"把脉"）。

有人要说了，电视上医生三个手指一搭，就知道有病没病、病轻病重。更玄乎的是，用一根丝线，一头系在病人的手腕上，一头捏在医生手里，叫什么"悬丝诊脉"，这样就能识病治病，甚至可以断人生死……我看这些呀，都是中医用来忽悠人的把戏。

也有人说了，每次我去看中医，医生连脉都不摸一下，就把药开好了，我问医生，医生还说，脉诊没什么用的，就是装装样子，糊弄糊弄人的。连医生都这么说，我想脉诊也就是中医的一个噱头吧。

长久以来，中医的脉诊一直被一层神秘的面纱所笼罩。所以，在多数人（包括很多中医的专业人士）眼里它是不靠谱的，或者说，它只是聋子的耳朵——摆设。事实真的如此吗？中医长久以来赖以为生的切脉，真的就是绣花枕头烂稻草？

我不急着给出答案，先给大家讲个故事吧。故事的主人公叫孙一奎（字文垣，别号"生生子"，是明朝嘉靖、万历年间著名的医家），从这个故事中我们也许可以有所收获。

一个真实的故事

话说这一年中秋，孙一奎和几个好朋友一起出游，途中朋友建议去青楼寻欢（现在我们可不提倡），并故作神秘地说：这里有个李姓的青楼女子很不错（殊可人意），我们去见识见识如何？

大家一听，都鼓掌同意，于是便说说笑笑来到当地最有名的风月场所。进门入座后，有人便嚷着要李妓前来陪酒，不一会儿，就过来一个女子，但见眉目含情，身姿婀娜，果然与众不同。

和大家打过招呼后，李妓便找了座位坐下，坐没多久就连咳了两声。有人就问：怎么了？是不是着凉感冒了？李妓说：不是感冒，最近经常会咳，每次都只咳一两声，吃了些药也没见好，慢慢地习惯了，也不把它当回事儿了。

这时就有人说了：哎，正好我们这里有位大名医，他可是扁鹊再世，没有他治不好的病，你不妨让他给你把把脉，肯定能药到病除。说完就把孙一奎推到李妓面前。

孙一奎仔细地诊了脉，又悄声地问了李妓几句话，然后若有所思地点了点头，一言不发。这时酒桌上的朋友开始催促他开方，孙一奎却摇摇头说：药方就不用开了（姑置之），注意休息，多吃点好的就是了。李妓说：我也觉得不会有什么大病，每天吃药也是件麻烦事，孙先生说不用吃药那是最好了。说完，就开始和大伙调情取乐起来。

等闹尽兴了回到客栈，有朋友就问孙一奎：刚才为什么不给人家开个药方？即使病不重，服些药身体也能恢复得快些啊？是不是觉得她是妓女而不愿意开方？孙一奎叹了口气说：不是我看不起她，而是她已经病入膏肓，我也无能为力啊。

大伙的好奇心被勾起来了，开始七嘴八舌地说起来：那女子看不出有什么大病呀？陪了我们一晚上，精神也不错，怎么会严重到没药可治了呢？不就是有几声咳嗽嘛，有这么严重？孙先生你是信口开河吧？

孙一奎正色地说：我可不是跟你们开玩笑，就她的脉象来说，真的已经是无药可救了。刚才我诊脉时发现她的脉象极怪：两寸短涩，两尺洪滑，关弦。尺脉洪滑，代表着相火（情欲之火）妄动，这种脉象如果出现在普通人身上，应该应验为梦遗，但她是青楼女子，按理不应该有这样的脉象，这也是我感到奇怪的地方。所以我刚才就悄悄地问她，结果她告诉我，确实有梦遗，有时即使是接过客，有过房事，夜间也会出现梦遗的情况，梦遗后会冷汗淋漓，身体极为疲倦。大家知道，她的职业是妓女，平时无疑会多动欲火，再加上梦遗，这样就会大量耗损肾精。于是我又问她，月经如何？她回答，月经量极少，每次来仅有一两滴而已。这说明了什么？说明她体内的肾精已经快竭尽了！

我先打断一下孙一奎的话，大家一定对"肾精"这个词很有兴趣。什么是"肾精"呢？中医上管它叫"先天之本"，用通俗的话说，那就是生命的本钱。钱有什么用？经典的回答是：钱不是万能的，但没有钱是万万不能的！这就是钱的作用！

"肾精"就是我们身体的"钱"。肾精充足，器官才能正常运转，新陈代谢才能正常进行，身体才能健康长寿；如果肾精耗损，就会出现各种疾病，而一旦肾精耗尽，那生命也就走到了尽头。

但是，在现实生活中，很多时候我们都在不知不觉地挥霍着自己的肾精，熬夜、酗酒、纵欲、操劳……后果呢？自然是损害了自己的立身之本，而最终导致疾病丛生。这个时候再去感叹"曾经有一个健康的体魄放在我的面前，可是我没有珍惜"，那已经为时晚矣！

为什么人的实际寿命和科学家推测出来的理论寿命（120岁）存在很大的差距？我认为关键的一点就在于我们对肾精不珍惜，人为加速了肾精的消耗，以致肾精的使用时间被大大缩短，这就导致了生命提前终结。

关于这一点，两千年前的《黄帝内经》中有一段经典的对话：

（黄帝）乃问于天师曰："余闻上古之人，春秋皆度百岁，而动作不衰。今时之人，年半百而动作皆衰者，时世异耶？人将失之耶？"

岐伯对曰："上古之人，其知道者，法于阴阳，和于术数，食饮有节，起居有常，不妄作劳，故能形与神俱，而尽终其天年，度百岁乃去。今时之人不然也，以酒为浆，以妄为常，醉以入房，以欲竭其精，以耗散其真，不知持满，不时御神，务快其心，逆于生乐，起居无节，故半百而衰也。"

这段话的意思清晰明了，我就不多解释了。其中心思想就一个：人要健康长寿，必须要懂得节制各种欲望。说得更简单点儿，那就是要懂得"藏"。

藏什么呢？就是藏肾精。为什么要藏肾精？因为它是人的生存之本！为什么它是生存之本？道理很简单，万物之所以有春生、夏长那一番生机勃勃的景象，就是因为有秋收和冬藏为其提供了坚实的物质基础和能量储备。自然如此，人亦如此，仅此而已。

对于数千年前先人的智慧，我是持敬佩态度的，敬是崇

不知道，不节欲，难活百岁。

敬，高山仰止，心生敬意；佩是佩服，心悦诚服，自叹不如。他们留给我们的，绝不是像有些学者所说的，是一种原始的、朴素的世界观、人生观，而是对自然造化的深刻领悟和总结，虽然至简至易，却又有至理存焉！

这一至理，就是《老子》所说的"道"，是天地日月运行之法则，是宇宙万物演变之规律，也是我们苦苦追求的生命奥秘所在！

很多时候，我会问自己这样一个问题：古人和今人谁更聪明？不可否认，我们现在拥有了强大的科技手段和先进设备，可更多的时候，我们对自然和生命的认识远远没有古人的境界高！我们看到的，是细胞，是分子，是原子，甚至更小的物质，并陷于其中不能自拔，先人们却用他们独特的眼光，将整个宇宙、整个天地、整个自然造化的奥秘一览无遗。你说谁更具智慧？沉心静思，除了感叹，剩下的只有心悦诚服的敬意。

好，言归正传，已经耽误孙先生很多时间了，赶紧听他继续往下讲。

再来说说寸脉。寸脉短涩，意味着肺精受损。刚才我们听到她的咳嗽，就是肺精受损的征兆。中医有句话，叫"肺为水之上源"，意思就是，肺就像是自然界中的高山，高山上的冰雪消融，才能给江河湖海注入源源不断的水流，因此，只有肺精充足，五脏六腑才能得到足够的"灌溉"与滋养。现在肺精受损了，高山上的冰雪耗尽了，你们说会怎样？自然是河道断流、大地干裂、庄稼绝收，这对于已经"国库空虚"（肾精竭）的身体来讲，更是雪上加霜。

最后来看关脉。关脉弦，表示肝火亢进。肝在五行中属木，而现在是秋季，秋在五行中属金，也就是说，在常人身上，这个季节体内的肝火应该是受到制约（金能克木）的，但她的脉象却说明肝火仍然在"横行霸道"，这就会进一步加重人体肺精、肾精的消耗。这就好比一个国家已经处于国库空虚、各地灾荒、粮食歉收的状况，现在又要出兵打仗，你说这个国家还能不灭亡吗？所以我断定她的病已经是无药可治了，而且熬不过明年的二月（阴历）。

大伙又问：这又是为什么呢？孙一奎说：二月春季，在五行中属木，这是肝火最活跃的季节，对她来说，原先就处于亢进状态的肝火，到了这个季节就会因为失去制约而变得一发不可收拾，这样就会耗尽已经极度匮乏的肾精而导致死亡。

孙一奎的预言最后有没有应验呢？书上的记载是："次年二月（李妓）果死。"

中医脉诊的神奇，在这个真实的案例中表现得淋漓尽致。但我们也要看到，这种神奇，是基于中医理论，结合望、闻、问等其他手段，并配合缜密的推断而最终获得的，并非是随心所欲、天马行空般的"空中楼阁"，说白了，脉诊并不玄乎，更不是中医用来忽悠人的工具，而是中医在探究疾病过程中创造出来的终极绝技，我称它为"指端的艺术"。

指端的艺术

一门技艺被称为艺术，它必须具备如下特点：

第一，它在自身的领域已经登峰造极、出神入化。

第二，它不再是一种枯燥、机械、死板的操作，而成为一种充满灵性、创造与美感的享受。

第三，技艺，已经不仅仅是技艺，它有了自己的生命力，或者说，它是"活"的。

而脉诊就具备了上述三个特点。所以，在我的眼里，它已经不单单是中医的一门绝技，而是将人的触觉发挥到极致的一门艺术，从它诞生的那日起，荣耀与光辉，注定将与之同行！

当然，老天爷不会轻易地把这门"艺术"传授给人，它存了私心，并设置了障碍：不可言传，只能意会！

指下的感觉，语言是无法描绘清楚的，你只有通过自己去琢磨、去体会、去思考，并在"求之不得，辗转反侧"的痛苦中反复实践，当然还要加上那么一点点的悟性（这很关键哦，没有悟性，再刻苦，你只能是一个"匠人"，而无法成为"艺术大师"），你才能最终掌握脉诊的奥妙，并成为这门艺术的大师级人物。因为，你要做的事，不是一般的难，简直就是难到了极点，那就是要在三个手指头下辨别出二十八种脉象！

二十八脉

中医总结出的二十八种脉象分别是：浮脉、沉脉、数脉、迟脉、滑脉、涩脉、虚脉、实脉、濡脉、弱脉、细脉、弦脉、紧脉、革脉、牢脉、微脉、散脉、芤脉、洪脉、大脉、缓脉、长脉、短脉、动脉、促脉、结脉、代脉和伏脉。

由于这些脉象专业性太强，也不易掌握（这一串名字读下来就已经让你头昏脑胀了吧，更不要说要在指下一一辨别出来了），需要反复实践、体会、摸索、思索，浸淫数年方能略有所得，所以我就不一一讲述了，而只选择其中几种比较常见又易于辨别的脉象来给大家做个介绍，有兴趣不妨自已摸摸脉搏，体验一下。

一、浮脉

古书中对浮脉的描述是：轻手即得，如水漂木，举之有余，按之不足。

一根漂浮在水面上的木头，用手轻轻一按就可以感觉到它的存在，也可以感觉水面传递过来的浮力，这就叫"举之有余"。如果你手下再多用些力呢？木头沉到水里了，原先的抵抗力消失了，手下反而觉得空空如也了，这就叫"按之不足"。

原本微妙难言的感觉，古人却以无上的智慧，用生动而形象的文字表达了出来！不但字句优美，朗朗上口，而且易学易记。什么叫水平？这就是水平！每读至此，对古人的景仰之情，便如长江之水滔滔不绝（真心的）！

浮脉意味着什么呢？主要有两种情况，一是病在肌表，二是元气外脱。

肌表可以说是人体最外部的一道防线，这道防线的作用可以概括为四个字，那就是"攘外""安内"。

"攘外"是指抵御外来邪气（如病毒、细菌、冷热刺激等）的入侵。当外邪到达肌表时，人体的正气就会外出抗邪，双方在肌表部位发生激烈"战争"，激荡脉管而形成浮脉。这种浮脉常常浮而有力或浮中带紧。

此时，正邪力量的对比直接决定着疾病未来的走向。正气强，那么疾病就此止步，无法对人体造成更大的伤害；邪气胜，那么对不起了，病邪就会得寸进尺，深入人体内部，损害脏腑功能，从而造成严重的疾病。

"安内"是指防止人体元气外泄。正常情况下，肌表就如同一道致密的围墙，使人体的有用物质（如气、血、津液等）可以安守在体内而不无端流失。当久病体虚之时，肌表无法保持原有的致密性，这时人体的元气就会泄漏到体外而形成浮脉。

这种情况下的浮脉，往往浮而无力或浮而空虚。并且往往意味着疾病深重、不容乐观，所以李时珍说"（浮脉）久病逢之却可惊"。

二、沉脉

沉脉正好和浮脉相反，古人的描述是：如石投水，必及其底，举之不足，按之有余。

沉脉多见于两种情况，一是元气亏耗，无力鼓动脉管所致，这种沉脉常常沉而无力。另一种情况是邪气深入于脏腑，人体正气聚集在体内以抗击邪气；或是正气被邪气围困，不能外出到肌表，而形成沉脉。由于元气并没有亏耗，所以这种沉脉常沉而有力。

三、迟脉与数脉

迟，就是慢。所以，迟脉是指脉搏跳动过于缓慢的一种脉象。

数，和迟正好相反，是快的意思。所以，数脉是指脉搏跳动过快的一种脉象。

要测量脉搏的快慢，就需要有一个可以随身携带的计时器，但古代没有钟表，中医又有何高招呢？不用担心，办法是人想出来的，先辈们在这里充分发挥了自己的聪明才智，想出了一个绝妙的办法：用自己的呼吸去测量脉搏跳动的速率。

具体办法是这样的：先调整自己的呼吸，使呼吸处于一种均匀、平静、舒缓的状态。当你呼气时，患者的脉搏跳动两次（一呼脉再动），当你吸气时，患者的脉搏也跳动两次（一吸脉亦再动），加上呼吸间的停顿，脉搏再跳动一次，这样一个呼吸周期，脉搏总共跳动五次（呼吸定息脉五动），这就是正常的脉搏速率（相当于一分钟60—90次）。

如果脉搏速率低于上述标准，一呼脉仅一动，一吸脉也只有一动（每分钟脉跳小于60次），这就叫迟脉。

相反，如果脉搏速率高于上述标准，一呼脉三动，一吸脉也三动（每分钟脉跳大于90次），这就叫数脉。

如果脉搏跳动更快，一息（一呼一吸称一息）脉七动以上（每分钟脉跳大于120次），则称为"疾脉""驶脉"。

迟脉与数脉表示什么含义呢？前面我们曾讲过，自然界中有一个重要法则：寒能使分子运动变慢、活性降低，而热则能使分子运动加快、活性增强。所以迟脉多意味着"内寒"，数脉则意味着"内热"。

如果是数脉且虚浮无力，则是元气大伤的表现。这其中的机制又是什么呢？这是因为元气极度亏损，心脏每次收缩无法给脏器提供足够的血液，所以只能通过加快心率的方式来增加供血，这就形成了快而无力的数脉。

四、滑脉

其"形象"是：如珠走盘，往来流利。

像一粒珍珠，在光滑的盘子中滚动，既圆滑，又流畅，这就是滑脉的特征。它还有一个我们更为熟悉的名字：喜脉。

现在我们判断有没有怀孕，只要拿个试纸，放到尿液中一浸，立马就可以知晓结果。可在古代，育龄妇女，如果月经过期不至，又出现恶心欲吐、喜食酸物等症状，中医郎中是怎么区别怀孕还是身体有病呢？其中最重要一个法宝就是靠这个滑脉。

为什么孕妇会出现滑脉呢？这是因为怀孕之后，孕妇不但要给自己，还要给子宫里的胎儿提供营养，所以她们的气血会较常人更为旺盛，这就使得脉管充盈、血流顺畅，从而形成滑脉。

根据我的临床实践和体会，滑脉并不是在怀孕之初就会出现，而往往在怀孕三个月以后才会出现。其中的机制应该是受孕三个月后，胎儿形质初成，母体气血两旺而致。一家之言，供大家参考。

这是滑脉的第一层含义：有孕。

滑脉还有第二层含义，那就是表示体内有痰湿或湿热。

这其中的机制又是什么呢？那是由于体内的水湿充斥于脉管，使得脉管处于充盈状态，再加上体内热量过剩，鼓动脉管，从而使脉搏呈现一种圆滑、流畅的特征。

说到这种滑脉，还有个小故事可讲：

我一好友，甚爱饮酒，可谓是一日三餐都不离酒。有一次因乙肝大三阳而求治于我，问完病情，诊完脉，我对他说：你的病除了吃药，还需戒酒。他问：为什么？我说：你的脉象滑数而有力，这是体内湿热过剩的一种表现，而酒会助长体内湿热（因为酒富含水分而性热），所以不利于你的病情，也会影响治疗的效果。他说：好，那就听你的。

于是我给开了清热利湿的一个方剂（茵陈、生栀子、苍术、黄柏、杏仁、生苡仁、白豆蔻、通草、滑石等），服用约两个月后，各项指标均好转，肝功能恢复正常，脉象也转为软而偏弱。

几个月后的一天，他打电话跟我说：最近肝功能又不正常了，该怎么办？我问：最近是不是喝过酒了？他说：没有。我说：那你过来我诊下脉看。诊完脉，我笑着对他说：你肯定偷喝过酒了，为什么不敢承认？怕我责怪你啊？他很奇怪，问：你怎么确定我喝过酒了？我说：你现在的脉象又变得滑而有力，这就是喝过酒的最好证据，而且从脉象的有力程度看，你最近酒还喝得不少。

他说：你太厉害了，连喝过酒都瞒不过你。最近因为工作应酬，没办法，是喝了比较多的酒。我说：这也没什么，只不过凭脉象做出的一些推断而已。最后，他边开玩笑边感叹：看来中医不但能治病，还能测谎。

五、涩脉

涩，和滑刚好相反，是涩滞不畅的意思，古人形容其为"如轻刀刮竹"。

大家有兴趣的话不妨亲自试验一下：拿一把小水果刀，用其刀刃在毛竹的青皮上来回刮动，这时就会有一种艰涩、迟滞的感觉传递到你手里。而涩脉的感觉就与此类似。

毫无疑问，涩脉意味着血液在脉管中流动不畅，是体内有瘀血的象征。

六、洪脉

状如洪水，波涛汹涌，这就是洪脉的特征。

洪脉多由内热亢盛、心脏收缩过强、脉压增高所致，多见于高热（如前文提到的石家庄乙脑患者）或新陈代谢亢进类疾病（如甲亢）。

七、细脉

脉形细小，如按丝线，这就叫细脉。

细脉多由体内气血不足，不能充盈脉管所致，主虚证。

八、弱脉

顾名思义，弱脉，就是软弱无力的脉。多因体内能量不足，心脏搏动无力而致，主阳虚。

九、弦脉

弦脉的特征是"如按琴弦""如按弓弦"。如果没按过琴弦，吉他弦可能按过，如果你摸到的脉搏和这种感觉类似，那就叫弦脉。

脉搏之所以会呈现"弦"的特征，多和血管平滑肌紧张度增高有关，更简单地说，就是血管壁收缩、绷紧所致。那么什么因素会导致血管收缩呢？

现代医学认为，人体的交感－肾上腺系统是引起血管收缩的一个重要因素，当人处于应激状态时（如紧张、焦虑、抑郁、愤怒、创伤、疼痛、寒冷刺激、失血等），这个交感－肾上腺系统就会被调动起来，并分泌血管紧张素（一种活性物质），使血管产生收缩，通过这种方式来保证重要器官（如心、脑、肾）的血液供应。所以，弦脉的产生，多和交感－肾上腺系统过度活跃有关。

以上我们借用现代医学知识阐述了弦脉的形成机制，下面再来看中医的认识。

中医认为，弦脉主肝气郁结（情绪抑郁不舒畅）、疼痛、寒和疟疾。如果大家细心的话，不难发现，这四者就是引起交感－肾上腺系统活跃的主要因素！

十、紧脉

古又称"坚脉"，后因避隋文帝杨坚的讳而改称紧脉，是指脉形如绷紧的绳索的一种脉象。

紧脉与弦脉类似，也是血管紧张度增高而造成的。但与弦脉相比，紧脉的脉形更为宽大（前者如按琴弦，而后者如按绳索），而且血管的收缩、紧绷程度也更为严重。

紧脉多主寒。前面已经提到，寒的刺激会使人体交感－肾上腺系统活跃并分泌血管紧张素，引起血管收缩；此外，自然规律也告诉我们，寒本身就具有收缩、牵引的特性，所以，当人体受到寒的影响时，血管在双重因素的影响下会发生更为强烈的收缩，这种收缩体现在脉象上，就是紧脉。

十一、芤脉

芤是葱的古称，葱的特点是"中空"，所以芤脉就是以"中空"为特征的一种脉象。

解释得更具体点儿，那就是轻按可以摸到脉，重按也可以摸到脉，唯独用中等力度去按脉搏时却感到指下空空如也、毫不受力，这就叫"中空"。

这种脉象是由血容量急剧减少，不能充盈血管，而血管却仍然维持着一定的容积和紧张度所致，常见于急性失血或大吐大泻导致津液大量丢失等疾病。

十二、结脉与代脉

脉搏跳动缓慢，中间时有停跳，两次停跳之间间隔的时间不相等，这叫结脉。而脉搏跳动过程中出现有规律性的停跳，停跳间隔时间较长的，则称为代脉。

结脉和代脉都和心律失常有关，其中结脉多由房性早搏引起，而代脉则由室性早搏所致，究其根源，又多与阳气不足有关。

上面讲述了十四种最为常见的脉象的形态和含义，通过对它们的深入了解，我们可以发现，脉诊原来并不神秘，只要你有敏锐的触觉、细致入微的辨别力以及缜密的推断能力，那么你就能通过脉搏这个方寸之地，获取真实而有用的身体内在信息，而这些信息无疑是了解、判断疾病的最直接证据。

除了二十八种病脉之外，中医还总结了人体病危时易出现的脉象，共有七种，称七绝脉，也称死脉。

患者有时对自己的症状描述得并不清楚，或者有意隐瞒，但脉象不骗人。

七绝脉

从"绝脉""死脉"的名字上就可以看出，这些脉象一旦出现，那就意味着病情危重、命在旦夕（当然，也不是说一定无药可救，但往往是九死一生了），所以，一旦诊到这些脉象，就需要我们格外留意和重视。

1. 釜沸脉。

釜是煮东西用的锅子，沸就是沸腾。脉搏像一锅沸腾的水，浮于皮肤之上，轻手即能摸到，按之无根，脉跳极快，此起彼伏，甚至无法数清次数，这就叫"釜沸脉"。

2. 鱼翔脉。

脉搏浮在皮肤表面，头部固定而尾部摇摆不定，就像鱼在水中游动一样，这就叫鱼翔脉。

3. 虾游脉。

虾在水中游动有一个特点，它能产生一种弹跳，因此，虾游脉是指脉在皮肤，如虾游水，时而跳跃指下，并伴有躁动不安的迹象的一种脉象。

4. 屋漏脉。

脉如破屋漏雨，一滴滴下，良久再来一滴，脉跳极慢而无力，许久才搏动一下，这就叫屋漏脉。

5. 雀啄脉。

脉如麻雀啄食，一会儿急来三五下，一会儿又停止不来，脉跳极不规则，称雀啄脉。

6. 解索脉。

脉搏跳动一会儿快，一会儿慢，时密时疏，散乱无序，就像是解乱绳一样，所以叫解索脉。

7. 弹石脉。

脉位较沉，脉象极硬，辟辟弹指，就像是按在坚硬的岩石之上，毫无柔和软缓的迹象，这种脉象称为弹石脉。

七绝脉虽然形态各异，但它们所代表的含义只有一个：生命垂危。

从二十八脉到七绝脉，我们可以看到，每种脉象的命名形象又贴切，原本说不清道不明的指感在这些文字的描述下竟然变得触手可及、如见其形，对于先人，我们还能说什么？反正我是除了佩服，剩下的还是佩服！

三部九候

大致了解了各种脉象所代表的含义后，我们再来简单谈谈诊脉的方法，中医上称"三部九候"法。

以桡骨茎突（手腕桡侧可以摸到的骨性突起）为标准，把摸到的桡动脉分为三个部分，桡骨茎突处称为"关"，关前称为"寸"，关后称为"尺"，这就叫"三部"。

在诊脉时，医生分别用食、中、环三个手指来诊察这三部的脉象（食指诊察寸部，中指诊察关部，无名指诊察尺部）。

寸部可以反映人体上焦（胸膈以上，头面、咽喉等部位）的状况，对应到脏腑，则左寸代表心，右寸代表肺。

关部可以反映人体中焦（横膈膜以下、肚脐以上部位）的状况，对应到脏腑，左关代表肝，右关代表脾胃。

尺部可以反映人体下焦（肚脐以下）的状况，对应到脏腑，双尺代表肾与大肠。

食、中、环三个手指在诊察各部脉象时，又分别以举（轻按）、按（重按）、寻（不轻不重）三种力度取脉，其中举以察表（诊察肌腠的功能状态），按以察里（诊察脏腑的功能状态），寻以察筋骨、血脉。

因为脉有三部（寸、关、尺），每部又有三候（举、按、寻），所以称"三部九候"法。

通过"三部九候"法，中医实现了对人体内在信息全方位、立体式的检查，自上而下，由外至内，无一遗漏！再结合前面所讲各种脉象所代表的不同含义，这时我们三根手指所感知到的已经不仅仅是脉搏，而是来自人体的全部信息！

以方寸之地而知晓全身之奥秘，这就是中医的伟大创造！

脉诊，无愧为中医探索内环境的终极绝技！

经过视觉、听觉、嗅觉、知觉、触觉的全方位探测，人体的内环境状况已经一览无遗，而疾病也无处遁形！

既然用我们的感官，可以准确感知外环境的变化，那么，用我们的感官，同样可以探知内环境的变化！

在很多人迷恋西医的高科技设备时，我却在由衷地为中医而骄傲。因为，它用最简单的方法实现了对最复杂生命的探索！

更重要的是，它不受时间、空间、场地、人力、物力、财力的限制，只要有需要，随时随地可以拿来使用。当西医因缺乏设备而望病兴叹的时候，中医依然可以游刃有余，济危救急，拯病人于顷刻！

我给中医这台"内环境探测仪"总结了两大优点：

对医生来说，很方便很管用；

对病人来说，不折腾。

而这台"探测仪"将成为中医解密疾病密码的终极武器！

还有一种三部九候，又称"遍诊法"，取头部、上肢、下肢三部诊脉，每部又各取上、中、下动脉（如头部上为两额动脉，中为两侧耳前动脉，下为两颊动脉）来体察身体内部信息。这种诊脉法现已基本不用。

10

生命的奥秘

生命之所以是生命，就因为它是活的。

它之所以能活，就因为细胞在不断地运动、变化、更新（新陈代谢）。

那细胞新陈代谢的动力又来自哪里呢？

更具体地说，从一个蛋孵出一只鸡，从一个卵变成一条鱼，从一粒种子长成一棵参天大树，是什么神秘力量在主导这些变化？

对生命来说，这是一个至关重要的问题。

因为它关乎生命的诞生、发展和衍变。只有弄清楚这个问题，才能真正理解生命的内在规律。

很了不起，早在几千年前，中国古人就已经替我们找到了答案，并将它记录在了一本书中。

这本书叫《黄帝内经·素问》。

问题的答案只有八个字：阳生阴长，阳杀阴藏。

很多人一看到阴啊阳啊的，就会觉得一个头两个大，原因就在于这些文字离我们年代久远，已经成了故纸堆里的"老古董"，所以在阅读时难免会产生隔阂。如果我们能扫除文字障碍，真正读懂它所表述的意思，我敢保证，你一定会对它刮目相看。

现在我先来解释一下这句话中的几个关键字：

"阳"，就是指阳气，也可以说是火，是热能。

更准确地说，中医后世历代名医的医学成就和浩如烟海的著作，无不是从这本书上学来的。

"阴"指的是什么呢？古人早就预料到后人可能会对这个"阴"不理解，所以特意在书里作了注解：阴成形。这样，意思就明了了，"阴"指的就是构成万物的基本物质（元素）。

最后还有一个字要解释，那就是"杀"。这里的"杀"，不是指砍砍杀杀，而是指肃杀，也就是收敛、减少的意思。

所以，整句话连起来的意思就是：阳气旺盛了（阳生），物质就开始活跃，并产生各种运动、变化，这时，我们看到的现象就是草长莺飞，百花盛开，万物苏醒（阴长）。而如果阳气衰减了（阳杀），那么物质的运动、变化就会变慢，甚至停止，这时，我们看到的现象就是草木凋零，动物潜藏，千山鸟飞绝，万径人踪灭（阴藏）。

如果再用现代语言包装一下，那么，这八个字可以翻译为：热能是一切物质运动与变化的原动力。

原来如此！

生命的活力，并非来自生物自身，而是来自天地间的阳气！

正是天地间的这一点阳气，成了启动生命的钥匙，使原本静止不动的物质（阴）燃起了生生不息的生命之火！

所以，当我再次读到《黄帝内经》中"阴阳者，天地之道也，万物之纲纪，变化之父母，生杀之本始，神明之府也"时，我深深地折服了，这是一个怎样的发现啊，其高超兮，历千年而不朽！

阳生阴长

既然"阳生阴长，阳杀阴藏"这八个字适用于一切生命，自然也就适用于人体。不过，对人体的细胞来讲，影响其生长与代谢的阳气（热能）来自以下两个方面。

一是外部的阳气（气温的高低）。

气温高，人体细胞的生长与代谢就活跃；反之，人体细胞的生长代谢就缓慢。

从一天来说，早晨阳气初生，人开始从睡梦中苏醒，细胞活动开始增强。到正午阳气旺盛到顶点，人精力体力也达到最佳。午后阳气逐步衰减，细胞活力下降，人开始产生疲倦感。夜晚阳气降到低点，细胞活动也降到低点，人进入睡眠状态。

有些人喜欢在夜晚工作，经常熬夜到深更半夜，这样的做法其实是很不对的。

因为到了晚上，细胞的本能是要休息了，而你却还要它加班（对细胞来说，你就是老板，所以你要加班，它只好老老实实加班），有时为了让它工作得更卖力，还给它一些兴奋剂，如浓茶、咖啡、香烟等。结果，班是加下来了，但代价也是巨大的。什么代价？当然是加班费（能量）！人体需要比白天多消耗两三倍甚至更多的能量，才能保证细胞的加班。长此以往，人体的能量储备就会逐渐亏空，最后连正常的工资（白天细胞活动所需要的能量）也无法支付。拿不到工资，细胞就会消极怠工（亚健康），甚至罢工（生病）。

有人要说了，我晚上工作，白天休息，把消耗的能量再补回来不就行了吗？

答案是：不行。

为什么呢？因为白天即使人在睡觉，可细胞在外界阳气的召唤下，它根本没法安静下来！细胞在活动，就会消耗能量，这就像一部边充电边通话的手机，充电的效果大打折扣不说，还会缩短电池的寿命。

因工作需要，有些人须上夜班，他们付出更多，向他们致敬。

所以，从自然规律出发，最健康的作息方式就是：日出而作，日落而息。

为什么多数长寿的百岁老人都生活在偏远的山村？我认为，除了那里空气清新、食物绿色之外，日出而作、日落而息的生活规律也是极其重要的一点。

再从一年中来说，春天阳气初生，夏天阳气旺盛，秋天阳气衰减，冬天阳气潜藏。所以人体细胞的新陈代谢也常常在春夏较快而秋冬则变慢。举个例子，同样的伤口，夏天的愈合时间明显要短于冬天，就是这个道理。

在睡眠上，春夏阳气较盛，日照时间长，所以可以略晚睡（不超过晚上11点，也就是子时之前），秋冬则阳气减弱，日照变短，所以需要早睡。

尤其是冬天，由于阳气微弱，除了要早睡之外，还要晚起。晚到什么时候？"必待阳光"。就是说等太阳升起了再起床（阴雨天除外，不然睡到晚上都等不到阳光）。当然，这只是从养生、健康的角度来说，上班一族真要这么做，扣工资、奖金是小事，估计炒鱿鱼都有可能。

这是外部阳气对人体的影响。

二是人体内部的阳气（内环境的温度）。

冷血动物（如龟、蛇等）是完全依赖外界阳气的，自身并不产热，所以它们的内环境温度是随着气温变化而变化的。当外界阳气严重不足的时候（如冬季），内环境的温度也会随之下降，于是，细胞的生长、代谢就会接近停滞而进入冬眠状态。

人就不一样了，能自身产热以维持体温的相对恒定（37℃左右），因此，体内细胞的生长与代谢除了受外界气温影响，更多的是取决于自身内环境的温度（基础体温）。

内环境温度较高，则细胞代谢活跃，脏腑功能也就强盛

所以啊，冬天赖床不是因为懒，是身体真的有需求。

（当然，温度过高，超过正常体温范围了，那就是发烧了。这时，细胞会因为过度活跃，能量消耗太大反而出现功能下降）。

内环境温度较低，则细胞代谢缓慢，脏腑功能会因此而衰弱。

因此，升高内环境温度（用具有温热性能的中药），可以增强脏腑的活动能力；而降低内环境温度（用具有寒凉性能的中药），则又能抑制脏腑的活动能力，这给我们治疗疾病，带来了全新的思路和方法。下面举个例子来看。

【病例】陈某，彻夜不睡3月余，服3粒安定都无法入睡，白天也不觉疲乏。也曾寻求中医治疗，但用养心、镇心、安神等药物均没有明显效果。饮食、大小便都正常。非常怕热，多汗，夏天即使站在空调出风口下仍然会觉得热而大汗淋漓。经常会觉得浑身发热，但量体温却又正常。口干，喜欢喝凉水。发病前时常有手足颤抖现象。月经2—3个月一至，痛经明显，血块多，色黑。舌体红，舌面干燥而有裂纹，舌苔薄少，部分舌面无苔，表面干而少津。左脉滑，右脉洪滑数。

以上是运用"内环境探测仪"（望、闻、问、切）获取的疾病信息。经过汇总、分析之后，我们得到了以下结论：

（1）一般失眠病人由于夜间不能很好入睡，次日都会感觉疲乏，而此患者虽然长时间不能正常睡眠，但白天仍能正常上班工作，并没有明显的疲乏倦怠感，这说明患者体内能量充足，所以仍能维持比较旺盛的精力与体力。

（2）怕热多汗，即使在空调前都汗出不止，这说明内环境温度过高，需要大量排汗来增加散热。

（3）口渴多饮，舌面干裂少苔，这多像烈日炎炎下土地干裂的景象啊，水分缺失，自然就想喝水解渴。而水分大量流失后，血液变得黏稠，血流不畅以致月经失调。

（4）脉象滑数而洪大，这正是内环境温度高、心脏收缩力量强、血流速度快的表现。

总结：该患者失眠系由内环境过热、脑细胞活动亢进所致。

解决方案：给内环境降温、补水，并略佐以活血。

【处方】生石膏15克，知母10克，甘草10克，秫米30克，半夏15克，生地20克，赤芍12克，当归10克，桃仁9克。5剂。

这个方子大家是不是有似曾相识的感觉？对了，这个方子的主要药物，就是当年治疗乙脑时战功赫赫的"白虎汤"（生石膏、知母、粳米、甘草）。

白虎汤的作用是什么？就是给内环境降温补水！用在这里真是太恰当不过了！

其中，我用了秫米（就是黄色的小米）来代替粳米，它和半夏配合，就是《黄帝内经》中著名的半夏秫米汤，可以起到强大的和胃安神效果。《黄帝内经》形容它的功效只有四个字"覆杯则卧"。意思是，刚把杯中的药喝完就睡着了。所以，半夏秫米汤用好了、用对了，其效果完全可以让西医的安眠药自愧不如。

此外，我又用了生地、赤芍、当归、桃仁来凉血活血，改善血液瘀滞的状况。

【疗效】服药当晚即能正常入睡，5剂中药服完，一切正常。

用白虎汤治疗失眠，可以说未见任何医籍记载，纯粹是我的"奇思妙想"。但这并不是胡思乱想，而是在严谨地分析、推导、论证之后获得的正确方药。

接着我们再看一个。

大家注意哦，不只是传说中的"宫寒"才会导致瘀血哦，内热煎熬，血液中水分减少，也一样会导致瘀血的发生，这个时候，不能温经活血，而需要凉血活血。

【病例】寇某，患心房颤动（简称"房颤"）7个月。服胺碘酮能控制，但不能停药，停药即复发。房颤发作时心慌胸闷，四肢有游走性刺痛感，但无心区疼痛，易被惊吓。非常怕冷，讲话讲多了都会有发冷寒战的感觉。有明显的疲乏感。胃口尚好，但胃脘时有胀气。大便每日一解，偏干燥。近一年来小便细长，排尿艰涩，且夜尿频多。夜间口干，但不喜饮水，经常咯灰黑色痰。舌淡红，苔根黄腻。左脉弦而无力、略迟，右脉弦迟无力。

如果我们有心去翻翻西医治疗心律失常（如早搏、房颤、心动过速等）的常用药物（如胺碘酮、心律平、美西律、异搏定）的说明书，就会发现一个有趣的问题：这些药物往往都存在类似的不良反应。什么不良反应呢？心律失常！

用来治疗心律失常的药物，本身就可能导致心律失常？！

有没有搞错？没错，就是这样。

对于这样的现状，西医也是有苦衷的：不是我不小心，只是这病实在难治；不是我故意，只因我实在没有更好的主意。

心脏节律不正常，那只有用药物去干扰，改变心脏现有的节律，这个过程难免会造成新的心率异常。所谓"乱世须用重典，矫枉难免过正"，你说我容易吗？

这个解释似乎很有道理，但只是似乎。

哪里不对呢？我们先温习一个前面曾探讨过的问题：

一锅水，温度升高了，水开始沸腾了，我们怎样才能持久、有效地把水温降下去？是往锅子里加冷水还是把锅子外的火灭了？

正确答案：灭火（地球人都知道）。

用药物强行改变心脏节律，这显然是一种加水而不是灭火的方法。

因此，效果不好是肯定的，有不良反应是正常的，而想要彻底解决问题，治愈心律失常，那是基本没可能的。

要想真正从源头上根治心律失常，我们就不能把眼光局限在"锅子里的水"，而是要找到"锅子外的火"。火一灭，水自冷，这才是解决问题的正道。

那引起心律失常的那把"火"是什么呢？

为了直观起见，我还是用比喻来回答。

汽车发动机要保持有节律地运转，靠什么？喷油和点火。如果这两个环节出了问题，那发动机就无法正常工作。

心脏的情况也大致如此。当然，心脏搏动需要的能源不是汽油，也不是柴油，而是"精血"。

"血"，我们都很熟悉，不需要多做解释，那"精"是什么呢？

"精"，指的是生命的原始物质。

一粒种子可以长成参天大树，种子中的物质，就是"精"；受过精的鸡蛋可以孵化成小鸡，鸡蛋里的物质也是"精"。所以，"精"，其实就是浓缩在生命初始状态（如种子、受精卵等）中的精华物质（有句话怎么说来着？对，叫浓缩的都是精华），它的多少直接决定了生命的质量和长短。

对人体来说，"精"的多少主要和三个因素有关：

1. 先天因素。

父母体质强壮，那么受精卵中来自父母的精华物质就多，出生后体内的"精"也就充足。

2. 后天因素。

劳累、熬夜、房事过度等都会使"精"的消耗加快、使用年限缩短。

3. 年龄因素。

随着年龄的增长，"精"会不断消耗而减少，直至耗尽（死亡）。

人体的"精"藏在哪里呢？

肾。

当然，这个肾，并不是西医解剖学上的肾脏，而是中医藏象学说中的五藏（心、肝、脾、肺、肾）之一。

因为人体出生后所有生命活动的原始物质和能量，都储藏在肾里，所以肾又被誉为"先天之本"。其中物质部分称为"肾阴"，能量部分称为"肾阳"，合称"肾精"。

就这样，肾阴提供物质，肾阳提供能量，它们相互作用，就可以推动人体不断新陈代谢、生长发育，这一过程在女子28岁、男子32岁左右时到达顶峰。所以，人体骨骼的发育、生长，生殖系统的发育成熟，都取决于肾精的充足程度。

之后，由于肾阴、肾阳的不断衰减而渐渐开始走下坡路，当肾精耗尽，油尽灯枯，人的生命也就走到了终点。

中医这一关于肾精的理论，可以解决很多西医迄今尚无法很好解决的医学难题。如骨折后不愈合、小儿生长发育迟缓、女性不孕症等。

【病例】丁某，女，23岁。右尺骨骨折，西医切开复位内固定术后3月余，骨折端无骨痂生长，断端清晰，诊断为骨不愈合，建议植骨治疗。患者因惧怕再次手术，且术后效果无保证，所以转求中医治疗。平素胃口较差，大便常不成形，畏寒怕冷，四肢不温，无头晕头痛，无胸闷心悸，睡眠尚可，易感觉疲劳。月经量少，腰易酸痛，面色偏白。舌苔淡白，脉象细弱。

我诊断为肾精不足，导致骨骼生长障碍。

《黄帝内经》有云："（女子）四七，筋骨坚，发长极，身体盛壮……（男子）四八，筋骨隆盛，肌肉满壮……"几千年前的论述，现在依然正确。

解决办法：补肾填精。

【处方】熟地24克，山茱萸18克，淮山药18克，泽泻9克，丹皮9克，茯苓15克，附子9克，肉桂5克，枸杞9克，杜仲9克，川断9克，煅自然铜20克，鸡内金9克。

这个方子前八味药就是张仲景著名的"金匮肾气丸"的配方。其中，熟地、山茱萸、淮山药补肾阴，附子、肉桂补肾阳，再加上泽泻、丹皮、茯苓泻湿浊、活血脉，可以最大限度地补充肾精，并推动人体的新陈代谢。

"金匮肾气丸"去掉附子、肉桂两味补肾阳的药物，就成了另一个著名的中成药——"六味地黄丸"（见于宋朝钱乙的《小儿药证直诀》，相信很多人，尤其是男士，还时不时买来给自己补一补），主要用于肾阴不足而引起的腰膝酸软、夜尿频多、性功能低下等症。但有一点得注意，千万不能自己看看有上面症状就买来吃，而是要经过中医望、闻、问、切确定为肾阴不足者，方可放心服用。

我在临床上经常遇到男性患者因为腰酸而自行买六味地黄丸吃的，要命的是，这些患者中真正属于肾阴虚的其实比例很低，多数是下焦湿热（脉象滑而有力，舌苔黄腻）所致，如果盲目服用，不但对病情无益，反而会加重病情，损害身体健康。

【疗效】此方加减服用一个月，复查 X 片，发现骨折线已模糊，继续服一月，痊愈。

好，现在我们继续回到原来的话题。

能源（精血）具备了，要让心脏动起来，还要再点一把"火"。

种子要发芽，需要阳光的照耀；鸡蛋要孵化，需要母鸡的体温；心脏要跳动起来，自然也需要有一把"火"。因为只有通过"火"的"引爆"，精血里储备的能量才能释放

不能半懂不懂自己乱抓药吃。

出来，并转化为源源不断的动能，使心脏产生有节律的舒缩活动。

这把"火"从哪里来呢？就是我们前面讲到的人体内部的阳气（内环境的温度）！

所以，心脏这台发动机要正常运转，离不开两方面的保障：

第一，要有充足的精血；

第二，内环境要有足够的温度。

一旦这两者中有一方面出问题，就会影响心脏有节律的自主搏动，从而导致心律失常。而这也正是心律失常的本质所在，是我们需要灭的"锅子外的火"！

"灭火"的办法古人也早已替我们想好：脉结代，心动悸，炙甘草汤主之。

意思就是：凡心律失常者，吃炙甘草汤就可以搞定。

西医都搞不定的病中医能搞定？炙甘草汤又是何许"神方"呢？

炙甘草汤，见于东汉张仲景的《伤寒论》。其药物组成是：炙甘草、桂枝、生姜、人参、麦冬、生地黄、阿胶、大枣、麻子仁。

对它很陌生？没关系，有一个药你可能会熟悉——黄芪生脉饮。

相信很多心血管疾病的患者都吃过这个药，而黄芪生脉饮正是从炙甘草汤演化而来的。要论辈分，炙甘草汤是"爷爷"，而黄芪生脉饮只能算"孙子"。

虽然是"爷爷级"的，但论疗效，炙甘草汤和"儿孙辈"的黄芪生脉饮、复脉汤等比起来，是有过之而无不及。因为在它的配方里，有"儿孙"们不具备（或者说不完全具备）的两大克病制胜的法宝。

法宝一，温阳气。完成这一任务的主要有四员大将：炙甘草、桂枝、生姜、人参。

法宝二，益精血。完成这一任务的主要有五员大将：麦冬、生地黄、阿胶、大枣、麻子仁。

这两大法宝的威力在哪里？

简单地说就四个字：加油、点火（当然是给心脏）。

油足火旺，心脏搏动想不正常都难啊。

西医花了很大代价都搞不定的问题，中医就这样轻而易举地解决了。

好，现在我们再回过头去探讨那个房颤病例。

经过望、闻、问、切，患者的症状基本可以归纳为以下几点：

（1）心脏搏动异常（心慌胸闷，易受惊吓）。

（2）内环境热能不足（畏寒怕冷，多说话后会发冷，脉弦迟无力）。

（3）脏腑功能低下（胃脘胀，夜尿频多，乏力）。

（4）水分运输、代谢障碍（夜间口干，咯灰黑色痰，排尿不畅，舌苔黄腻）。

总结：该房颤系由内环境过冷，心脏"点火系统"故障所致。

解决方案：给内环境加温，并佐以化痰通络。

【处方】炙甘草15克，桂枝10克，生姜6克，生晒参9克，附子6克，全瓜蒌15克，半夏9克，橘络3克，石菖蒲6克。7剂。并停用胺碘酮。

此方以炙甘草汤中温阳气的药物（炙甘草、人参、桂枝、生姜）为主，增加了给内环境升温最厉害的附子（后面会详细讲），以提升对心脏的"点火"效果。另外，全瓜蒌、半夏化痰，橘络疏通经络，石菖蒲化湿，并能引药入心。

【疗效】此方为主，根据症状变化略行加减，总共治疗一个多月，房颤消失，停药后未见复发。

事实上，不单是心脏，人体各个器官的工作状态、工作能力以及工作效率都取决于内环境阳气的旺盛程度，有阳气，脏腑生；无阳气，脏腑亡！

对万物来说，有什么比太阳更珍贵的？没有！

对人体来说，还有什么比阳气更重要的？同样没有！

所以，《黄帝内经》说了这样一句话：人体的阳气啊，就像天上的太阳一样珍贵，如果没有了它的照耀，生命就笼罩上了死亡的阴影，不再有生机，也不再有活力，等待我们的，将会是生命的枯萎和凋谢（阳气者若天与日，失其所，则折寿而不彰）！

这就是古人探究生命奥秘后最终得出的结论。

简单吗？

简单。

在很多时候，真理就是这么简单。

简单的，未必就是落后的。

复杂的，未必就是先进的。

宇宙如此，人也如此。

把简单的事情复杂化，那是庸人自扰。

把复杂的问题简单化，那需要无上的智慧！

到了明朝，一个儒医领悟了这一点，他发出了这样的感叹："天之大宝，只此一丸红日；人之大宝，只此一息真阳。"这个儒医的名字叫：张景岳。

尽管他被后世很多医家攻击、批驳，但我是赞赏他的，因为从他的感叹中，我知道，他已经知晓了生命的奥秘。

到了清朝，也有一个四川医生领悟了这一点，他在书中记下了自己的心得：所有五脏六腑，九窍百脉，周身躯壳，俱是天地造成，自然之理。但有形之躯壳，皆是一团死机，全赖这一团真气（阳气）运用于中，而死机遂转成生机。

　　这个医生的名字叫郑寿全（字钦安）。不久之后，一个新的中医门派出现了，它被后人称为：火神派。

· 11 ·

火神派

创始人：郑寿全。

江湖外号：姜附先生。

传人：卢铸之、卢永定、祝味菊、吴佩衡、范仲林、田八味等。后世宗其法、学其术者更是不胜枚举。

创派宗旨：生命以阳为本，治病扶阳为先。

传世著作：《医法圆通》《伤寒恒论》《医理真传》。

独门绝技：擅长使用大辛大热之药（尤其是附子）治病。其对附子的使用，用量之大，使用之广，愈病之奇，已到出神入化、炉火纯青的地步，故被称为"火神派"。

成名秘诀：该出手时就出手。据不完全统计，火神派用姜、附子等热药所治的病症遍及内、外、妇、儿各个门类，有百余种之多。即便是大出血、咽喉肿痛、高热昏迷等常人认为是"上火"的疾病，火神派在仔细辨证的基础上，依然敢于大剂量使用附子，疗效斐然，令世人瞠目。

主要事迹：郑寿全用附子治愈鼓胀（肝腹水），祝味菊用附子治愈高热心衰，吴佩衡用附子治愈麻疹险证，等等，皆是火神派的传世之作。

心得总结：别看我用的药是热的，可我的心是"冷"的，我时刻都需要保持冷静（大家注意，这是火神派"非正常"使用热药的一个前提，而不是头脑发热，为了标新立异而胡乱用药）。

因为疾病太狡猾了，常常变化多端（病情变化，非一端能尽），你只有让自己冷静下来，才能抓住它的本质。

对于疾病，我还只能说是略懂。但我发现了一个秘密：那就是一切疾病，不论症状如何复杂多变，它的本质永远只有两种：寒或者热（千变万化，不越阴阳两法）。而寒证又占了其中的绝大多数，这就是我大剂量大范围使用姜、附子等热药来治病的原因（予非专用姜附者也，只因病当服此）。

历史影响：火神派的出现，打破了清朝以来温病学派一统江湖的格局，让我们在世俗医生不究病理、妄用寒凉、按病套方的"黑暗"中看到了一丝曙光。它提出的"洞明阴阳之理""认证只分阴阳"的疾病观，是对生命真谛的感悟和诠释，虽然是星星之火，但必然会成燎原之势！

更重要的是，火神派给一味药平了反，并委以重任，让它担任了拯危救困的要职。而这味药也没有辜负他们的期望，屡屡挽大厦于将倾，救生命于垂危，成为火神派克病制胜不可或缺的秘密武器。

这味药的名字叫：附子。

附子的前世与今生

我们先来看一份附子的档案：

出生地：四川。

别名：黑附片、淡附片、制附子。

个性：气味辛温，有大毒。

特长：治风寒咳逆，邪气，温中，金疮，破症坚、积聚、血瘕，寒湿痿躄，拘挛，膝痛，不能行步（《神农本草经》）。

简历：东汉至唐朝年间，附子身居要职，屡被重用，屡建奇功。由于在治疗元气涣散、生命垂危（亡阳证）方面无出其右者，所以人称"回阳救逆第一要药"，并因此而成为医圣张仲景遣方用药时的一员"爱将"。代表方有：四逆汤、真武汤、黄土汤等。

宋金元时期，江湖混乱，四派（寒凉派、滋阴派、攻下派、补土派）割据、各行其道，附子因个性强硬（大辛大热），不愿趋炎附势（从"寒凉派""滋阴派""攻下派"这些派名上就可以看出，当时多数的医生是喜欢用寒性药物来治病的，像附子这样的大辛大热之药，自然不为他们所喜用），所以被"光荣下岗"，从此淡出人们的视线。

清代以后，温病学派开始盛行，举世以寒凉为珍宝，视温热为砒鸩。附子因此被打入冷宫，过起了暗无天日的生活。

晚清时期，火神派异军突起，附子得以重见天日，重出江湖，再显英雄本色。但由于派小势微，未能一统江湖，所以壮志未酬。

现今，附子在多数人眼里，仍然是"很毒很可怕"的一味药，医生不敢用，病人不敢服，药房不敢配……留给我们的只有一声叹息。

这就是附子前世与今生的遭遇。

我在这里翻出这本陈年老账的目的只有一个：平反，给附子平反。

要平反，自然需要理由。

理由其实前面已经强调过了：人之大宝，只此一息真阳。欲救真阳者，舍附子其谁？！

既然如此，附子为什么又会遭人"唾弃"那么多年呢？

首先是因为一句话。

有人要问了，就一句话，能对附子产生这么大的影响？

如果是常人说的话，当然不会，说过听过，谁也不会把它当回事。可问题就在于说这话的人并不是常人，而是名人，而且是大大的有名。甚至在几百年后的今天，我们还能从电视广告中听到他的名字。他，就是元朝名医、金元四大家之一、拥有众多门人的滋阴派创始人：朱丹溪。

朱大掌门说了这么一句话：阳常有余而阴常不足。

言外之意就是，人体的阳气经常是过剩的，所以我们要尽量避免使用热药，否则就是火上浇油。

对附子来说，这是一句"要命"的话。

因为附子不但是热药，而且是最热的药。而朱专家、朱权威说热药要少用，最好不要用，用了会有严重后果……结果自然是可想而知。

本来平常普通的一句话，只要是从专家、权威口中讲出来，就会有很多人不假思索地全盘接受，并广而告之，尊为金科玉律，这就是"迷信"（迷信专家）的力量。

附子啊，不是我说你，你要是早有点自我宣传意识，让喜欢你、经常重用你的张专家（张仲景）说上几句诸如"生命以阳为本，补阳我喜欢用附子"之类的话，你哪里会落到今天的田地？要论级别，张专家比朱专家要高好几个档次呢！

当然，这只是客观原因。

附子遭冷遇，还是有它自身的主观原因的。

这就是它的个性：气味辛温，有大毒。

在举世喜欢用凉药的大环境里，你作为热药就已经很OUT（落伍）了，竟然还有大毒，这不是明摆着不想混吗？这么强烈的个性，有哪个医生还愿意冒天下之大不韪来重用你呢？又有哪个病人愿意承受中毒的风险来服用你呢？附子啊，没给你贴上"永世不得录用"的封条，你就该回家烧高香了！还有啥好抱怨的？！

附子要是能说话，我想它要说的肯定是：冤枉啊，我比窦娥还冤啊！

附子的冤情就来自我们对"毒"字的误解。

而要正确认识"毒"的含义，让大家解除对附子的恐惧，还要从中药的"气味"说起。

注意，我这里说的"气味"是两个字，而不是一个词。

有区别吗？

有，这里面大有区别。

中药的气与味

作为一个词，气味，指的是某样东西散发出来的可以被我们闻到的气息，如香味、臭味等。

而作为两个字，气味，则代表了两个含义：一是气，二是味。

什么是"气"呢？

靠近一个火堆，我们能感受到热气；打开冰箱门，我们能感受到寒气，这就是"气"。

简单地说，"气"指的是中药所具有的热（给内环境加热）或寒（给内环境降温）的特性。比如，吃一片生姜，胃里就会产生暖暖的感觉，所以，它的气是热的；而含一片薄荷叶，咽喉会有冰爽的感觉，所以，它的气是寒的。

千万别小看中药的这个"气"，它的作用可是无可替代的。

第一，"气"是中药材在自然环境中孕育形成的独特性能（我们通常称之为"天地精华"），无法人工合成。

如黄连气寒，可用于内环境过热所致的心烦失眠、口舌生疮、胃脘嘈杂、疔疮肿毒等病症，而化学合成的黄连素（盐酸小檗碱）就没有这一特性，只能用于细菌感染性腹泻。

同理，人工牛黄、人工麝香由于没有中药材特有的"气"，所以功效与天然牛黄、麝香有着天壤之别。

第二，"气"是战胜疾病的法宝。

中药内在的"气"，就像是一台好用的空调，内环境热了，可以用它来"制冷"；内环境冷了，可以用它来"升温"；内环境潮湿了，可以用它来"除湿"；内环境干燥了，可以用它来"加湿"。

内环境问题搞定了，细胞就能安居乐业，而细胞日子好过了，病痛都成了浮云，这就是中药的厉害之处。

可惜的是，现在很多的中医师，只知道用仪器去分析中药成分，只看到中药在实验室研究出来的所谓药理作用（如某某药可以降压，某某药可以抗菌，等等），却忽略了中药最为重要、最为有用的"气"，这无疑是一种本末倒置的行为。

下面再来讲"味"。

味，就是味道。基本的味道有五种，分别是酸（涩）、苦、甘（淡）、辛（辣）、咸。

五味的作用是可以入五藏。

根据《黄帝内经》的记载，五味和五藏之间的关系是这样的：酸入肝，苦入心，甘入脾，辛入肺，咸入肾。

有人要问了，五味和五藏的对应关系为什么是这样的？为什么酸味要入肝，不能入心、肺、肾什么的？

这是个很有意思的问题。

不过，很遗憾，我不能告诉你答案。

因为，我也没有答案。

或许这是先人反复实践后的经验总结，又或许这是先人在探究生命奥秘的过程中发现的秘密……至于先人是利用什么手段、通过什么方式来发现这一点的，我只能实话实说：不知道。

不知道的事情为什么还要拿来说呢？

因为它确实有用。

虽不知先人如何发现此对应关系，但我们可以验证此对应关系。

先来讲一个例子。

【病例】我一朋友在初秋时节出现右胁部疼痛，夜间尤甚，人略有疲乏感，其余无明显不适。舌苔薄白，脉象细弱，西医化验检查未发现器质性病变。

我先诊断为气虚肝郁，给予补气解郁药三帖，结果疼痛依旧。

药后病不除，一般有三个原因：一是药不对证，二是药力不够，三是病入膏肓，非药所能治。

这个病例显然不属于第三种情况。

那到底是药不对证（需要及时调整方药），还是药力不够（需要加重药力或持续用药）呢？

判断的方法只有一个，就是再进行一次辨证。

于是，我又仔细对患者的症状进行了如下梳理、分析：

（1）右胁为肝经的走行部位，此处疼痛说明病位应该在肝。

（2）疼痛的性质既不是胀痛也不是刺痛，那就可以排除气滞和血瘀。

（3）脉象细弱，疾病的性质应该为虚证。

（4）肝在五行中属木，而秋季在五行属金，金能克木，当肝自身不足的时候，在秋季就会因金气的克制而发病。

结论：该胁痛系由"肝虚"所致。

前面用药无效，主要还是辨证过于草率，没有深究病源的缘故。现病情已经真相大白，治疗自然也无悬念。

治疗原则：补肝。

怎么补？

上"酸"药。

【处方】山茱萸15克，五味子10克，酸枣仁15克，当

这就是中医的"经络"理论的实际应用。学医不知经络，开口动手便错！中药的归经也与这一理论有着重大联系。

归12克，白芍10克，桂枝3克，柴胡3克，麦芽3克。

其中山茱萸、五味子都是酸味药物，所以能有效起到补肝的作用，为方中之君药；酸枣仁、当归、白芍补血养肝，为臣药；桂枝、柴胡、麦芽疏理肝气，共为佐使药。

第二天，我朋友就打电话说疼痛大大减轻了。

这就是五味入五藏的妙用。

虽然我现在还说不出它的所以然，但这并不妨碍我对古人的崇敬，他们用自己无与伦比的智慧，在一无设备二无资金的艰苦条件下，创造出了西医如今才刚起步的"靶向治疗"，这是何等的伟大！

除了入五藏，五味还有如下作用：

（1）酸（涩）味可以收敛，能用来治疗多汗、久咳、遗精、尿频、出血等病症。

（2）苦味可以泻火，能用来治疗内环境过热所致的面红目赤、肢体红肿、心烦急躁、口舌生疮等病症。

（3）甘味可以缓急止痛、滋养身体，能用来治疗身体虚弱、肢体拘急、疼痛等病症。

（4）辛味可以发散风寒、疏通经络，能用来治疗风寒感冒、头痛、肢体疼痛等病症。

（5）咸味可以软坚散结、涌吐，能用来治疗肿瘤、大便秘结、食积上脘等病症。

气与味这对黄金搭档，构成了中药的两大独门武器。

味，引药入病所。

气，消病于无形。

二者合力，自然能直捣黄龙，无往而不利。

这就是"气味"的妙用。

但水能载舟，亦能覆舟。

气与味是中药治病的利器，既然是利器，如果使用不当，不但不能杀敌，反会伤身。

是药三分毒

中药的"气"是一台可以调节内环境的超级空调，用好了、用对了，内环境就能温度宜人、湿度适中，细胞过着幸福的生活，身体自然百病不生。

可如果用不好呢？

那就可能造成以下后果：火上浇油，雪上加霜，大地干涸，洪水泛滥。

无论出现哪一种情况，细胞的日子都不会好过。

细胞失去幸福，身体将会怎样？

结局无非两个：一是生病，二是死亡。

这就是"气"的潜在危害。

那"味"呢？

《黄帝内经》说了这么一句话："阴之所生，本在五味，阴之五宫（即五藏），伤在五味。"

意思很明白，无论哪种"味"，只要过量了，不但无益于身体，反而会伤及脏腑。

所以，"气味"有风险，使用需谨慎啊。

正因为中药的"气味"具有两面性（用好了能治病，用错了则致病），所以，在《黄帝内经》中，中药被称为"毒药"。

当然，此"毒药"非彼毒药，只有在非正常使用下才会对身体造成伤害。

什么叫非正常使用呢？

就是没有在中医辨证施治的情况下使用中药。

比如说，想当然地给炎症、肿瘤患者吃寒性药物。

错在哪里呢？

错在把西医上的炎症、肿瘤和中医上的内热混为一谈。

什么叫内热？

内热就是内环境过热而造成的一系列病变。

其特征有：发热，多汗，口干喜冷饮，爱发火，小便黄热，大便秘结，等等。症状太多记不住？没关系，只要想想自己在炎炎夏日里的感受，就能体会内热的症状。

而西医诊断的炎症和肿瘤患者，多数并不存在上述症状。相反，很多患者还有畏寒怕冷、胃口不好、大便稀溏、疲乏无力等症状。这说明患者的内环境不是热的，而是寒的。

如果给这样的患者吃寒性药物，结果会怎样？

结果是，内环境越来越寒冷，最后，千里冰封，万里雪飘，望细胞内外，了无生机，血管上下，顿失滔滔。病无转机，身有败象。欲问疾病何时好？无时日。看活力渐失，生命萧条。

再比如，一个身体健康的人（内环境温度、湿度均处于适宜状态），如果有事没事，常吃点补药（其气多热），那内环境就会失去平和，变得越来越热，出鼻血是小事，细胞亢极而衰，那可就是大事了。

所以，"中药没副作用"这句话千万听不得，还是古人"是药三分毒"说得靠谱啊。

毋庸讳言，中药也有副作用。

清代名医陈修园在《神农本草经读》一书中，有这样一句值得玩味的话："凡物性之偏处则毒，偏而至无可加处则大毒。"

这就是说，不但是中药，即使是平时所吃的食物，只要有偏性，那就有"毒"，长期或大量地食用，都会对身体产生不良影响。

所以，那些每天需要吃多少蛋，多少水果，多少牛奶，多少××的所谓营养专家的建议，有些不但不能养生，反而会埋下祸根！

举个例子。

一个三四岁的小孩，反复感冒咳嗽，气喘，流浊涕。观其形，体格结实，面色红润，精神活跃。问之，胃口好，大小便正常，睡眠时多汗。舌苔白而腻，脉象滑而有力。

我说：这是体内有痰湿的缘故。

家长问：什么叫痰湿？它又是怎样形成的？

我说：痰湿，就好比是体内的垃圾。垃圾多了，细菌就容易滋生，所以容易感冒。它的形成，一般和饮食有关，也就是说，吃得太好，营养过剩所致。

家长又问：我们家饮食都比较清淡，很少吃油腻的食物，也不太吃零食，又怎么会营养过剩呢？

我问：牛奶喝吗？

家长说：牛奶是喝的，每天早晚各喝一次，总共500毫升左右，还有每天一个鸡蛋也是必不可少的，这些要是不吃，那不就营养不足了吗？

我说：这就是病根所在。牛奶、鸡蛋为滋腻之品，脾胃强健者，可运化而为身体所用，如果脾胃虚弱，或摄入太多，超过人体正常所需，就会积而成害，变生痰湿。而且，牛奶性寒，鸡蛋性热，多吃，长吃，均会扰乱人体原有的平衡状态，造成疾病。

给予化痰祛湿的中药（二陈汤加减）治疗5天，咳喘渐平。

后来，家长听从我的建议，停吃鸡蛋、牛奶，小孩感冒次数也明显减少。

这就是食物之"毒"。

常有人问我：怎样的饮食最健康？

我的答案是：吃饱，不偏食。

吃饱，就能保证身体所需的能量和营养。千万别被所谓的营养学家忽悠，每天要吃多少蛋白质，多少维生素，多少钙……记住，牛羊们只吃草，它们照样身体很健康。

不偏食，就能把食物的偏性对人体的影响降到最低。怎样才叫不偏食？荤素搭配，变换种类，这就是不偏食的标准。

扯远了，我们继续来说中药之"毒"。

陈修园说了，中药的偏性就是"毒"，如果这个偏性到达了极点（也就是对人体内环境的影响大到了极点），那就叫"大毒"。

附子，正是这样一味偏性到了极点的中药。

热药中的战斗机

陈修园这样评价附子：因"大毒"二字，知附子之温为至极，辛为至极也。

这句话告诉我们，附子对内环境的作用，就像是一台强力的制暖机。强力到什么程度？它如果说排第二，绝没有其他药敢说是第一。

用当下流行的话来说，附子，就是热药中的战斗机。

这台强力制暖机有什么作用呢？

可以让内环境快速地升温。

升温干什么？

救命。

升温跟救命扯得上关系吗？

当然。

大家想想，寒冬是什么景象？千山鸟飞绝，万径人踪灭，一片肃杀，万物潜藏。

如果人体的内环境处于寒冬状态呢？

毫无疑问，细胞会丧失活力。

细胞一旦丧失活力，等待生命的，那就是两个字：垂危！

具体的表现就是：神志模糊，气息微弱，饮食不入，二便失禁，汗出不止，四肢逆冷（也叫厥冷，就是从肢体末端发冷，逐渐向心脏方向发展）。

中医称之为"亡阳证"。

对付这种危急病，西医有强心针，有肾上腺素，中医怎么办？

中医也有妙法，那就是用强有力的温热药让内环境变得温暖起来。

内环境热起来了，冰雪消融了，春回大地了，自然就会呈现出一派生机勃勃的景象。

当然，这是个艰巨的任务。

因为不但要让内环境温暖起来，而且要很快，立刻、马上！要是等个十天半月才起作用，那人早死了。

这让我们深刻地认识到一句话的正确性：时间就是生命！

在无数的中药里，谁能担当这个重任呢？

附子。

只有附子。

只有它热到极点、辛到极点（大毒）的特性，才能赢得这场生死之战的胜利！

咦，附子同学哪儿去了？

哦，它正躲在被窝里睡大觉。

也难怪，自从温病派一统江湖后，附子就一直受到排挤、打压，不受待见，还背负了很多骂名，于是心灰意冷，常常终日蒙头大睡。

附子同学，快醒醒，该你上场了。

现封你为"救逆大将军"，立刻上任，不得延误。

不过，鉴于你个性过于刚烈，行事有些鲁莽，特给你配上两名副手——干姜、甘草，希望你们能互相合作，团结一致，顺利完成救命的任务。

有人要说了，就这么不起眼的三味药？一没有显赫身世，二没有昂贵身价，其中一位还是业余选手（干姜），时不时在家庭的餐桌、电视的美食节目中露个脸，把救命的重任交给它们是不是太草率了？

事后证明，这个决定不但不草率，反而很英明。

因为当年张仲景的这一决定，最终成就了一支威武之师、常胜之师、传奇之师，其战斗力之强、战绩之佳、奏效之快，一千八百年来无出其右者。

直至今日，这支部队仍然广泛活跃在治病救人的第一线，这支部队的名号叫"四逆汤"，其主将"附子"更是被后人尊为"回阳救逆第一猛将"。

四逆汤屡战屡胜的秘诀又是什么呢？

有主有副，不单打独斗。

用药如用兵

四逆汤只有三味药，它们各自的分工如下：

主将：附子。

副将：干姜。

监军：甘草。

附子作为主将，这一点也不出乎我们意料，因为它大热大辛，要破除内环境的严寒，自然非它莫属。

有争议的是副将这个位置，干姜凭什么当选？

就是嘛，热药那么多，放着肉桂、益智仁、锁阳、仙灵脾这些专业选手不用，偏偏要选择业余选手干姜，这里面难不成有猫腻？

历代中医对张仲景的这一选择也是百思不得其解，但碍于张仲景医圣的名头，都不敢有异议，最后只能给了这样一个牵强的解释：附子无姜不热。

这是个漏洞百出的解释。

什么叫附子无姜不热？难道没了干姜，附子连自己姓什么、是干什么的都不知道了？

要真的是这样，那附子每次"出场"都该带着干姜才对啊？

事实上，在张仲景的方子里，附子出场时常常看不到干姜的身影，如黄土汤、甘草附子汤、附子汤等。

那为什么要用干姜做副将？

目前来看似乎只有一个可能，那就是张仲景给干姜开了后门。

大概是张大师认为以附子勇猛的个性，救命已绰绰有余，派个自己私交好的，既不影响战绩，又能露脸成名，你好我好大家好，何乐而不为呢？

我说张大师，像干姜这样的食材级选手，你要真是偏爱它，派它治治小毛病也就算了，现在是人命关天的时候，再任药唯亲开后门就有点儿说不过去了吧？

这样的疑问在我脑海里存在了许多年。虽然经常会使用到四逆汤，但我一直固执地认为，在四逆汤中，干姜就是一花瓶，有亦可，无亦行。直到有一天，因为一句话，彻底改变了我的想法。

这句话叫：兵马未动，粮草先行。

打胜仗的基础是什么？不是军队的指挥如何高明，也不是士兵的战斗力如何勇猛，更不是部队的武装如何先进，而是粮草是否充足和安全，这是无数军事家在实践中总结出来的真理。

打仗如此，治病也是如此。

要治病，首要的，不是消灭病魔，而是要保证人体细胞的"粮食"供应。

中医将这一原则称为：留人治病。

因为，细胞不存，命将安附？

那细胞的"粮草"从何而来？

脾胃。

《黄帝内经》说："脾胃者，仓廪之官，五味出焉。"意思是说，脾胃就像是人体的粮仓，只有脾胃功能正常，细胞才能获得足够的"粮草"（营养物质）供应。

所以，一个高明的医生，在治疗疾病的时候，不但要和病邪做斗争，还要仔细地呵护好病人的脾胃。

毫无疑问，张仲景是一位高明的医生。所以他在面对亡阳证带来的死亡威胁时，果断地派出了干姜做副将。

干姜看似貌不惊人，混在食材中根本没有人会把它当药，但它却有一手谁都比不上的绝活。

这手绝活叫：暖胃（专业术语叫"温中"）。

很多人都有过这样的经验，吃了冷饮、冰西瓜等后胃中冷痛，只要煮上一碗热热的姜汤，慢慢喝下去，胃里立马就暖和起来，痛也马上缓解了，真可称覆杯即效，这就是干姜的拿手绝活。

胃暖了能带来什么好处呢？

最大的好处就是能让人体的消化功能迅速恢复。

这里我要解释一下胃暖和消化之间的关系。

按照西医的说法，消化主要有两种方式：一是机械性消化，是指通过消化道肌肉的收缩运动，将食物磨碎，并使其和消化液充分混合的过程；二是化学性消化，是指消化腺分泌消化酶（如胰液、胆汁等），对食物进行化学分解，使之成为能被人体吸收的小分子物质的过程。

所以，西医治疗消化不良一般有两个方法：一是增加胃肠动力，如多潘立酮、莫沙必利等；二是补充消化酶，如多酶片、康彼身等。

这两种方法对急性消化不良（常由暴饮暴食所致）有一定效果。但遇到年老体虚或大病久病所致的消化不良（食欲不振、脘腹胀闷、不知饥饿），则经常收效不大，甚至无效。这又是为什么呢？

这是因为西医对消化的认识还存在着一个漏洞。

一个很大的漏洞。

更为不幸的是，这个漏洞恰恰是消化过程中最最关键的一个因素。

提起温度应该想到什么？阳气！脾胃局部温度过低，中医称为"中阳不振"。阳不足了，怎么办？您心里有答案了么？

这个因素就是温度。

胃局部的温度。

温度对消化有多重要？

仔细观察一下自然界你就会明白。一块肉在冬天容易腐烂呢，还是在夏天容易腐烂？

当然是夏天。

夏天和冬天的差别在哪里？

温度。

肉的腐烂，不就是自然界中的一种"消化"吗？

想明白这个道理，你就会知道，真正主导消化的，是胃里的温度。

胃里温度高，消化力就强；温度低，消化力就弱。所以，治疗消化不良的最佳办法，不是增强胃肠动力，也不是补充消化酶，而是提高消化道的温度（温中）！

【病例】张某，胃口差，稍微多吃一点就会感觉食物停滞胃脘而不能消化。大便次数偏多（多的时候一天有4—5次），黏滞不爽，常夹杂未消化的食物（完谷不化），小便频数。坐久后肝区会胀痛不适，平卧即可缓解。易疲乏，懒动，声低。经常头晕目眩，冬季四肢不温。面色无华。舌淡红，苔略白。脉缓而弱。

该患者的症状特点如下：

（1）消化不良（食滞胃脘，完谷不化，舌苔白腻）。

（2）肝气不舒（肝区胀痛）。

（3）内环境温度偏低（疲乏，懒动，声低，四肢不温，面色无华）。

结论：该消化不良系由中焦（脾胃）温度过低所致。

解决方案：温中，兼以疏肝。

【处方】附子10克，炒党参30克，干姜10克，炒甘草10克，炒白术30克，补骨脂10克，肉豆蔻10克，柴胡3克，生麦芽3克。5剂。

这个处方由"附子理中丸"和"四神丸"合并加减而成，主要作用就是温中。其中党参、甘草、白术都经炒制，可以借助火力增强温中的效果。

【疗效】5剂服完，食欲大增，胃脘舒畅，完谷不化现象消失。

现在我们知道，暖胃可以促进消化。而消化一恢复，食物就可以转化为人体所需的营养物质，为细胞提供源源不断的"粮草"。这对于内环境处于冰天雪地、细胞严重缺乏"食物"的人体（亡阳证）来说，是多么及时和重要啊！

这就是干姜在四逆汤中的作用。

它的副将位置，不但没有任何猫腻，而且非它莫属！

最后来看甘草。

甘草在方中的作用是监军。具体体现在两个方面：

第一，监制附子，以防附子过于生猛，在杀敌（治病）之余造成正常细胞的伤亡（甘草具有解毒作用，可制约附子的毒性）。

第二，帮助干姜，为细胞生产更多的粮食（甘草有补脾胃、益元气的作用）。

纵观整个四逆汤，药仅三味，分工严明，各司其职，药尽其用，运筹帷幄之中，决胜千里之外。张仲景，无愧于医圣之称号！

一千年后，一位乱世中的富家子弟因母亲病故而发奋学医，历经求学、苦读、治病的阵痛后，最后领悟了张仲景的"粮草"之道，终成一代宗师。

他就是李杲（字明之，自号东垣老人，后人更喜欢叫他

原来如此！方中的干姜不是花瓶，医圣高明！

李东垣），中医"补土派"的开山鼻祖。

　　他留下了一本流传千古的著作，以及一张传世的名方。

　　这本书叫《脾胃论》。

　　这张方叫"补中益气汤"。

乱世名医

俗话说，乱世出英雄。

其实，乱世也出名医。

扁鹊生于乱世（战国），张仲景生于乱世（东汉末年），华佗生于乱世（东汉末年），而李杲恰恰也生于乱世（金元时期）。

乱世最恐怖的疾病就是瘟疫。

要成为乱世名医，就必须直面和解决这个难题。

但对李杲来说，金泰和二年（1202）春夏之交的这场被称为"大头天行"的瘟疫还是来得有些不"厚道"。

因为，此时的李杲，虽然已经拜师（张元素）学医回来，却还不是医生。

那他学医做什么？

弥补过错。

什么过错？

丧母的过错。

原来啊，五年前李杲母亲生病，遍请当地名医（事后看，该叫庸医更贴切），吃药无数，不但病没治好，而且最后连说法都没一个就死了（竟莫知为何证而毙）。

从此，李杲陷入了深深的自责之中。

自责什么？

中国自古尊崇儒学讲究孝道，故而有"事亲者当知医"的说法，许多读书人也涉猎医学知识，以更好地孝敬父母。金元四大家中，攻下派的创始人张从正的著作即以此命名为《儒门事亲》。

不知医而失亲。

要是我自己精通医学，哪里会让母亲死于那些庸医之手？哪里会让母亲到死都不知道自己生的什么病？让母亲死得不明不白，这真是我这个做儿子的罪孽啊！

于是，李杲决定拜师学医（若遇良医，当力学以志吾过）。

当时最有水平的医生是谁呢？

河北易水（今河北易县）的张元素。

如何能顺利地让名动天下的张名医收自己为徒呢？

李杲的办法是：交高额学费（捐千金从之）。

顺便说一句，李杲虽然生于乱世，却是个富二代，而且李杲家似乎还挺会经营，所以，李杲一生都没为吃穿住行发过愁。

就这样，不为名，不为利，不是想当医生，也不是为了拯救百姓疾苦，只是为了亡羊补牢，避免亲人再次丧命于庸医之手的李杲，开始了他的学医生活。

这一学就是五年。

在这五年时间里，李杲同学系统学习了《黄帝内经》《难经》以及张元素个人的医学心得和用药经验，然后，以优异的成绩毕业了（尽得其业）。

毕业了，就该忙着找工作了。

就在别的同学焦头烂额四处找关系、投简历的时候，李杲却悠然自得，一点儿也不着急。

因为工作的事儿，根本不用李杲操心，家里早就给他安排好了。

不过不是去哪家大医院当医生，而是去税务局当公务员。

具体说，是去河南济源的税务局当主管（监济源税）。

于是，李杲高高兴兴地走马上任去了。

可一到任上，李杲就傻眼了。

为什么？

因为济源这个地方正在流行一种怪病。

这个病的特点是高烧，寒战，头面浮肿，目不能开，呼吸急迫，而且传染性极强。

这还不算什么，最糟糕的是，当地医生从来没见过这个病，翻遍医书也找不到类似的记载，也不知道该怎么治疗，只能胡乱使用下法（用泻药），结果导致大量病人死亡（比比至死）。

于是这种传染病在百姓中有了个可怕的名字——大头天行。

就在当地医生一筹莫展的时候，李杲出手了。

该出手时就出手！

虽然我现在的职业并不是医生，但五年的医学生涯已经让我掌握了疾病的奥秘！

就这样，李杲仔细研究了患者的症状，结合当时的天气，很快得出结论：这个"大头天行"的传染病是热毒蕴于心肺而造成的（看来，医术的高低真不在于看了多少年病，是不是祖传的，经验有多丰富，而在于有没有用心学，有没有真正学懂）。

找到了病因，自然就找到了治疗之法，那就是清心肺之热。

李杲开出的处方是：

黄芩、黄连、人参、橘红、玄参、生甘草、连翘、牛蒡子、板蓝根、马勃、僵蚕、升麻、柴胡、桔梗。

这个方子被叫作：普济消毒饮子。

效果怎么样呢？

庸医历朝历代四海内外皆有。

好，实在是好。

好到以至于当地百姓都认为，此方只应天上有，人间哪得几回闻（时人皆曰，此方天人所制）！

于是，一传十，十传百，凡是患病的，都拿这个方子来服用，很快，这场"大头天行"的瘟疫就被平息了。

百姓们欢庆之余，怕这个"仙方"失传，还把它刻在石碑上，这样，就可以世代相传，再也不用怕"大头天行"这个病了（遂刊于石，以传永久）。

虽然，这场不期而遇的瘟疫（大头天行）对李杲来说，仅仅是牛刀小试（还有"非法行医"的嫌疑），但却给后世留下两大笔财富。

第一，发掘出了板蓝根这味抗病毒的妙药。

说到板蓝根，估计大家对它的大名是如雷贯耳。因为，只要有传染病流行，就会有专家出来大力推荐服用它，而一到流感季节，药店里常常卖断货的也是它。谁又知道，板蓝根有今天的江湖大佬地位，却是源自李杲初出茅庐的"处女秀"呢？

第二，为日后江湖一大门派的崛起奠定了基础。

李杲说，"大头天行"是"邪热客于心肺之间"所致。

几百年后，已然是温病学派一代宗师的叶天士，在一叶小舟上，迎着微风，对身旁的弟子传授温病要旨，第一句话是这么说的：风温上受，首先犯肺，逆传心包……（叶天士这位伟大的医生我们且留到后面再讲。）

或许，连李杲自己也没想到，他的第一次非正式行医，竟然会成为传奇。而这一年，李杲仅仅二十二岁。

谁说中医越老越好？

谁说中医需要祖传？

真正的好中医，不论资历，不讲流派，无须年长，要的是精勤不倦地学习，普救含灵的誓愿，以及那么一点点参悟天地的灵性！

一个人，一辈子，一张方

治完"大头天行"后，李杲又开始了他的税务员生涯，似乎什么都没发生过。

如果天下太平，李杲也许就这样波澜不惊地过着他的公务员生活，主业做他的税务员，业余给人看看病。

但树欲静而风不止，李杲注定会成为一个不平凡的人，或者说，李杲注定是为治病救人而生的，他要不做医生，老天爷都不答应。

很快，李杲的税务主管做不成了。

这倒不是他犯了什么贪污受贿的错，而是蒙古兵打来了，兵临城下，李杲不得不放弃公务员的工作，开始流亡。

在流亡的过程中，李杲每天都会看到很多人因为饥饿、灾荒、战乱而死亡，这给了李杲深深的触动，并将这些让人不忍目睹的一幕幕真切地记载到了他的书中："解围之后，都人之不受病者，万无一二，既病而死者，继踵而不绝。都门十有二所，每日各门所送，多者二千，少者不下一千，似此者几三月……"

惨绝人寰，人间地狱。

面对此情此景，李杲终于按捺不住自己济世救人的医者仁心，开始正式挂牌行医。

在此期间，李杲治疗了大量因战乱、饥饿、颠沛流离所致的病患，他们表现出来的症状非常像外感病（也就是西医称的"感染性疾病"）。具体症状是：发热烦躁，呼吸喘促，头痛，口渴，怕风。但是按照外感病的治疗方法，使用张仲景《伤寒论》中的发散风寒、解表祛邪的方剂来治疗，却常常无效，甚至导致病情加重。

这到底是什么病？又该如何治疗呢？

李杲又一次陷入了沉思。

很快，李杲就发现了一个重要的线索。

这些患者都是在蒙古兵围城两三个月后发病的！

这重要吗？

非常重要！

围城会带来什么后果？

饥饱无常，起居不时，寒温失所。

对一个居无定所，整日担惊受怕，三餐都无法保证的人来说，最受伤的是什么？

是脾胃（也就是西医所称的消化系统）！

对了！这就是病根所在！

脾胃就是人体的粮仓，粮仓里没粮食了，人体的职能机构（脏腑）就要关门停业，负责防御的部队（免疫系统）自然也会军心涣散。于是，疾病就趁虚而入了。

对这样的病人而言，当务之急就是尽快改善脾胃功能，使粮仓里的粮食储备充足起来，这样人体这个"国家"才能正常运转。

思考至此，李杲已经胸有成竹，一张流传后世的经典药方就此诞生！

后来，明末清初的大名人傅青主先生这么评价："东垣（李杲）一生学问，全在此方。"

一个医生，做了一生学问，最后所有的经验、心得、体会凝聚成了一个方剂，这个方剂该是浓缩了多少精华啊！

这个方子就是大名鼎鼎的"补中益气汤"。

组成：黄芪、人参、白术、炙甘草、当归、陈皮、升麻、柴胡。

其中黄芪、人参、白术、炙甘草补脾胃、助元气（君药。因脾胃处于人体中焦，所以方名"补中益气"），使人体粮仓充足，物质丰裕；配合当归活血，陈皮理气（臣药），使人体血脉通畅，能及时将营养物质运输到全身，供给脏腑；更妙的是，方中加入了小剂量的升麻和柴胡（使药），用来升提中气。这样一来，人体的"作战部队"（卫气）就可以到达体表，筑起一道坚固的防线，起到护卫人体、抗击各种外来邪气（如细菌、病毒、不良刺激等）的作用。

综观全方，只有区区八味药，但这八味药通过李杲的精心设计，形成了一个绝妙组合，可谓增一味则嫌多，少一味则不足！

就这样，补中益气汤再次成为拯救百姓的灵丹妙药，无数在围城中已经奄奄一息的病患因此得以痊愈。

什么叫经典？什么才是经典？怎样才能成为经典？

补中益气汤就是最好的诠释！

曾有人将医圣张仲景的用药特点总结为六个字：存津液，保胃气。

而从补中益气汤的身影中，我们更看到了李杲对这一宗旨的传承和发扬。

紧接着，李杲又在补中益气汤的基础上，创立出一系列的调治脾胃的方剂，如升阳顺气汤、升阳补气汤、升阳散火汤、升阳益胃汤等，并以此为经验，写出了《内外伤辨惑论》《脾胃论》等一系列论述脾胃重要性的著作。

一个新的医学流派——补土（脾胃）派，也就此诞生！

通过李杲的详细论述和医学实践，后世医家牢牢记住了"脾胃"的重要性，并将其推崇为"后天之本"。

15

后天之本

本，是一个会意字，它的原义是指树木底下的根。

树木生长所需的水分和养料都需要依赖根从土壤中吸取，所以，根对树木的重要性不言而喻。

脾胃则是人的"根"。

大家都知道，根若坏，树必死。

同理，脾胃若败，人也将亡。

所以，中医历代名家都十分重视保护脾胃。

可惜，这么重要的道理，现在很多人（医生、患者）反而忘却了。

因为在他们眼里，脾胃诚可贵，生命价更高，若为治"病"故，二者皆可抛！

别以为我这是在说笑，下面就是一个真实的情况。

【**病例**】一个胃癌手术治疗后的病人，因为呃逆（俗称"打嗝"）不止而来我处诊治。患者精神疲软，形体消瘦，面色苍白无华，语音低微，就诊过程中呃逆声不断，有时连续呃逆3—5分钟才稍有短暂停歇，停歇片刻又开始呃逆。由于呃逆连连，患者表情十分痛苦。诊其舌苔淡白，脉象沉细而微。

通过询问后得知，患者手术之后一直在进行中医"抗肿瘤"治疗。目前畏寒怕冷明显，食欲不振，大便稀溏，经常头晕眼花，四肢无力。

我翻看了前面医生所开药方，基本上都是香茶菜、藤梨根、蛇舌草、蒲公英、猫人参、七叶一枝花等清热解毒之品。

再仔细询问患者，得知呃逆的发生，正是这些药物服用两个月之后出现并逐渐加重的。

于是，我问患者：既然是服中药之后出现呃逆，为什么不停药呢？

他答：医生告诉我那些药可以抗肿瘤，一定要坚持服用，不能停，否则，肿瘤就可能会复发或者转移。

我说：我给你讲个笑话吧。

一个驼背的人去问医生：你有没有办法把我的驼背治好？

医生说：这个简单。

驼背问：怎么治呢？

医生答：你趴在地上，我在你的背上猛踩几脚就能把驼背给医直了。

驼背很疑惑：这不会被踩死吗？

医生答：我这里只负责治疗驼背，我把你驼背医直了，就算治疗成功，至于治疗后出现其他问题，可到相关科室再去诊治。

……

如果你是这个驼背的人，会选择把驼背治好，却不要性命吗？

患者说：当然不会。

我说：可实际情况告诉我，你正在这么做。一方面，所谓抗肿瘤的中药对脾胃已经造成了极大的损害（呃逆），另一方面却为了治疗肿瘤（疗效还不确定），仍然"奋不顾身"地服用，这和只要医直驼背，可以不要性命的做法有什么两样?

于是，我给开了一张健脾胃、补阳气的方子。

【处方】党参30克，制附子10克，干姜10克，炙甘草6克，代赭石20克，丁香3克，炒白术15克，姜半夏10克。

【疗效】这个方子共服用了10天，患者呃逆消失，胃口变好，精神也明显好转。

我又告诫患者，呃逆看似治好了，但脾胃还处于非常虚弱的状态，就像是春寒料峭下的嫩苗，仍然需要耐心、细致地照看和养护。

饮食上适宜吃柔软、温热、易消化的食物（如粥、面条、馄饨、米粉等），要尽量少吃生冷（如瓜果、冷饮等）、油炸、坚硬、难消化之物。

尤其要注意的是，绝对不能再想着抗肿瘤而去服用那些清热解毒的中药，否则，刚刚恢复生机的脾胃又会受到重创，而脾胃一旦衰败，后果就会不堪设想，那就不是几剂中药能解决的问题了。

我又给他开了个补养脾胃的方子，让他回去坚持服用一段时间。

可是，过了一个月不到，这个患者又来了，面色苍白，一坐下来又是连声的呃逆。

我说：你又去吃那些抗肿瘤的中药了吧?

患者很惊奇地问：你怎么知道的?

我说：看你的面色，听你的呃声，就知道脾胃又受伤了。而能让你不顾脾胃受伤，仍然要坚持服用的，只可能是所谓抗肿瘤的药物。

于是，我又用补脾胃的方法给其治愈。

可悲的是，该患者随后又在其他医生的建议下，去服用抗肿瘤的中药，再次出现呃逆，如此反复多次，终不能听我

还记得前面提到过的附子理中丸吗?本方也是以此为基础的。参看164—165页病例。

的建议彻底停用那些损害脾胃的药物。

在这些冒着生命危险服药的患者那里，或许我的不同声音，很快就会被专家、教授、名医的"一致"意见淹没，甚至激不起一点儿浪花，但每次遇到这样的病人，我还是会不厌其烦地重申一个原则：脾胃是人之根本，一切不以保护脾胃为出发点的治疗都是错误的治疗。

让我们来一起读读李杲在《脾胃论》中郑重写下的一段话：

人受气于水谷以养神，水谷尽而神去，故云：安谷则昌，绝谷则亡；水去则荣散，谷消则卫亡；荣散卫亡，神无所依。

意思很简单，只要你不是活得不耐烦了，那就请保护好你的脾胃。

也可以引申出这样的意思，不管中药、西药，只要是会伤脾胃的药，都不是好药。

当然，中医给脾胃这么高的地位（后天之本），并不仅仅因为它是人体的粮仓，为所有细胞生产粮食。更重要的是，脾胃还担当着一个艰巨而又重要的任务。这个任务就是除湿。

为什么说除湿是个艰巨而重要的任务呢？这就要从湿的危害说起。

湿的危害

生活在江南的人们恐怕对"湿"是最有体会的。

衣服晒不干，身上黏糊糊，整天都犯困，倦怠无神气，连空气中似乎都散发着一股霉味。这就是大家对潮湿的直观感受。

可以这么说，几乎没有人会喜欢潮湿。

人不喜欢，细胞自然也不喜欢。

当然，细胞不喜欢潮湿并非感情用事，而是有足够理由的。

首先，潮湿会使血液中的含氧量下降。一个缺氧的环境，必然使得细胞呼吸困难。当然，仅仅是呼吸困难也是可以克服的，就当是去高原旅游吧，坚持一下，也许就能挺过去。可麻烦还在后面。

潮湿还会使血液变得黏滞，流动速度减缓。这样一来，细胞得到的营养就明显减少了。好吧，那边已经呼吸困难了，这边还吃不饱饭，这日子还怎么过？可抱怨没有用，虽然条件艰苦，大公无私的细胞们，还是秉承着劳模精神，忍着饥，缺着氧，继续工作在第一线。

可细胞们的苦日子还没到头，因为，由于血流变慢，更糟糕的情况发生了。

细胞和人一样，在生活和工作中会产生很多排泄物和生活垃圾。平时，正常的血流会将这些垃圾及时运走，以保持细胞周边环境的清洁，这很像古代人们利用河流的流动性和自洁的能力来处理垃圾。可是，这种方式也有一个致命的弱点，那就是当水的流动性受到阻碍时，它的自洁能力也会随之下降，甚至丧失。所以，当血液流动变慢时，一个更大的"灾难"降临了。由于垃圾无法被及时运走，只能在细胞周围堆积，这样的后果就是，细胞直接生活在了垃圾堆里。

条件苦点儿（缺氧）也就算了，物质差点儿（缺血）我也忍了，可是要在臭气熏天、蚊虫滋生（各种有害微生物）的环境里生活、工作，这换了谁都没法再干下去了，既然没法干，那就不干了吧！

细胞不干活，后果很严重，疾病就此产生。

鉴于消极怠工或者罢工的细胞牵涉全身各部门（系统），所以，"湿"最终导致的症状是多种多样的。常见的有：

"湿"导致的疾病真多呀！

神经系统：精神不振，注意力不集中，反应迟钝，手足麻木。

消化系统：胃口不开，大便失调，恶心呕吐，脘腹疼痛。

循环系统：胸闷心悸，头晕头痛，畏寒肢冷。

运动系统：四肢无力，肌肉萎缩，皮肤瘙痒。

呼吸系统：咳嗽，哮喘，呼吸不畅，喷嚏流涕。

内分泌系统：肥胖，月经不调，糖尿病。

生殖系统：不孕，不育，阳痿，早泄。

泌尿系统：小便异常。

免疫系统：各种感染性疾病、肿瘤。

如果你觉得这些症状太多记不住，那很简单，记住一句话就行：虽然不是所有的病都是"湿"导致的，但"湿"却可以导致所有的病。

当然，在"湿"到处作乱的时候，还是有细胞在卖命工作的。

其中最突出的就是汗腺和黏膜。

虽然它们努力工作的出发点是好的（将体内的"湿"排出体外去），但有时并不是所有的好心都能办成好事。因为它们的工作不但没有改善"湿"对人体的不良影响，反而造成了新的混乱。

这种混乱主要表现在以下两点：

第一，多汗。尤其是手足心、腋下、会阴等处大汗腺分布区域容易出汗，而且以冷汗为主。

第二，黏膜细胞分泌的黏液增多，如鼻流黏涕、大便中夹带黏液、女性白带增多等。

好吧，不管是干活的还是不干活的，在"湿"的影响下，都可以概括为一句话：怎一个乱字了得！

正在人体乱作一团的时候，有些生物却正在暗自高兴。

秘密武器

潮湿对人体细胞来说是灾难，但对有些生物来说却是乐园，它们就是微生物。

这群微生物中有三员大将，它们的名字分别叫细菌、病毒和真菌。

其中一部分是唯恐身体不乱的家伙。

它们虎视眈眈地监视着身体的动态，时刻准备着入侵身体，在身体里安营扎寨，甚至希望消灭身体。

但平时，它们的野心是无法实现的。

因为，人体免疫系统具备足够强大的实力，常常让这些入侵者全军覆没、有来无回，所以，这些骚乱者一般情况下并不敢轻举妄动，而是会静静地等待机会。

它们在等这样一个机会，一方面等免疫防线出现漏洞，它们可以趁机侵入人体；另一方面还需要人体内部出现可以让它们快速、大量繁殖的环境，这样里应外合，就可以一击成功，获得这场战争的最终胜利。

这样的机会有吗？

有。

"潮湿"就是这样的机会。

一方面，潮湿可以给人体免疫系统造成混乱；另一方面，它更是微生物的温床。

为什么这么说呢？只要你稍微留意一下身边，你就会发现，潮湿的地方比干燥的地方明显容易长虫子，而潮湿环境下的食物也明显更容易腐烂。腐烂的实质是什么？不就是微生物的大量滋生、繁殖吗？所以，潮湿，是微生物的最爱。

当然，为了更好地打赢这场战争，微生物还希望拉一个帮手。

有了它的帮助，微生物将如虎添翼，获得更大的战斗力和生存力。

这个帮手就是"热"。

有了"热"友情赞助的能量，微生物得以快速壮大（繁殖），而这最终将给人体造成更大的破坏和打击。

就这样，在"湿"和"热"这两大秘密"武器"的掩护下，微生物开始了它对人体的疯狂攻击。

对于微生物的这种攻击，西医的办法是不多的。从当年令无数人闻风丧胆的SARS（非典型性肺炎），到令人闻"鸡"色变的H7N9禽流感，再到令人避之唯恐不及的埃博拉，以及2019年底开始肆虐的新型冠状病毒，都是如此。

说句客观的话，西医还真是蛮拼的。抗生素、抗病毒和抗真菌的药物发明了一代又一代，对致病菌的研究也已经到了基因的层面，可就是跟不上变化，新病菌、耐药菌就在西医眼皮底下变着花样折腾，不但赶不尽、杀不绝，反而愈演愈烈，大有"野火烧不尽，春风吹又生"的架势。

连装备精良、武器先进的西医都无计可施，看来，对于致病菌发动的攻击，我们只能听天由命，求菩萨保佑了。

其实不然。

致病菌之所以能取得和西医战斗的胜利，关键就在于它

伟大的大自然总能给我们答案。

成功地使用了两大秘密武器——湿和热。如果我们能破解这两种武器，致病菌就能不战而退。

可是，这湿和热该怎么破？

毕竟，光有办法，无法落实，最终只是空谈，解决不了实际问题。

不用担心，有人凭借自己的绝顶智慧，找到了最终的解决之道，并因此组建出了一支"威猛之师"，而这将给予致病菌致命一击！

这个人当然不是我，而是一位伟大的医生。

他的名字叫：叶天士。

16

利器

叶天士（1667—1746），名桂，号香岩，江苏吴县（今苏州）人，清朝著名医家。

不论别人如何评价叶天士，在我看来，他是继医圣张仲景之后最伟大的医家（没有之一）。

我之所以对叶天士推崇备至，只因为一张药方。

就是这张药方，对西医目前仍头痛不已的感染性疾病（包括各种传染病），给出了普遍适用、立竿见影的解决方案。

就是这张药方，让致病菌感受到了腾腾"杀气"，闻风丧胆。

就是这张药方，足以让他永载史册、万古流芳。

虽然多数人都对这张药方很陌生，虽然众多中医专业人士也只把这张药方当作温病学派中一个普通的方剂，但是，这一点也不会降低它在我心里的地位。

在我看来，这绝非一张普通的方剂，而是一张"神方"。

一张真正克制感染性疾病的神方。

一把刺向致病微生物的利剑。

这张神方就是三仁汤。

三仁汤，由杏仁、豆蔻仁、薏苡仁、厚朴、半夏、淡竹叶、通草、滑石组成。因君药为杏仁、豆蔻仁、薏苡仁，所以名三仁汤。全方朴实无华，无一名贵药材，无一峻猛之药，更无一味药具有西医所说的杀菌、抗病毒作用，要说它是战胜致病菌的利器，对大多数人，包括之前的我，打死都难相信。

让我真正认识三仁汤威力的，是一次普通的感冒。

那是多年前的一个春天。

屋外正阳光明媚，桃红柳绿，暖风熏得游人醉，而我在屋内却感到一阵阵的寒意。不是害怕，不是恐惧，而是真的觉得冷。因为，感冒了。

咽喉痛，鼻塞，流浊涕，咳嗽，穿了厚厚的衣服还是觉得冷。虽说感冒是小病，病起来也不会要人命（极少数流感除外），可真遇上的时候，整个人还是觉得很不好。

觉得不好那就治疗吧。

可对于感冒的治疗，一直是我过不去的一道坎儿。

那时候，刚从学校毕业不久，正处在孙思邈说的"读书三年，便谓天下无病可治"的状态，加之疑难杂症也治好了不少，又怎会把一个小小的感冒放在眼里。可真正遇到病人时，我才发现，感冒不好治。

根据书上的经验，感冒有风寒、风热、暑湿、体虚等不同种类，与之相对应的治疗办法是发散风寒（麻黄汤）、疏风清热（银翘散）、清暑利湿（香薷饮）、扶正祛邪（荆防败毒散），可每次实际使用（在我认为辨证准确的前提下）的时候，这些名方却盛名难副，常常达不到一剂知（症状减轻）、三剂已（痊愈）的效果。

虽然我也苦苦思索，可始终未找到问题的症结所在。

屡战屡败，屡败屡战。

现在，机会（挑战）又一次摆在了我面前。

按照传统的中医理论来说，我这次感冒是典型的风热感冒。这是由于春天多风，而且气温上升，当人的抵抗力下降时，风热邪气就会趁机袭入，导致感冒，治疗当选用银翘散。

可我也清楚地知道，银翘散效果并不好。

为什么？

因为先前已经治疗过好几个类似的病人，当时我毫不犹豫地使用了银翘散，以为会药到病除，可最终的结果却很让我失望：一周以后症状才完全缓解。

有人也许会说，一周痊愈，这效果还不错啊，是你要求太高了吧。但你仔细想过没有，这是普通感冒，很多人即使不吃药，一个礼拜也自愈了。所以，对于这样的疗效，我是不满意的，非常不满意。

当然，我不会把这种不满意归结到中医不行上去。

问题肯定出在我自己身上。

我一定是忽略了感冒发病过程中一个至关重要的因素。只要能找到这个因素，对感冒的治疗就能"一剑封喉"。

在仔细研究了自己的症状之后，我终于发现了一条线索。一条看起来并不起眼的线索——舌苔白腻。

什么是白腻苔呢？就是舌头表面有一层白色而且滑腻的苔。如果还不清楚，可以想象一下阴暗潮湿的石阶上长的青苔，如果把青苔颜色换成白色，这就是白腻苔的形象。

白腻苔又意味着什么呢？

意味着身体内部存在潮湿的状况（和青苔的原理相仿）。

真相就此浮出水面。

原来风寒也好，风热也罢，这些都只是诱因（外因），只是感冒过程中的次要因素，它们只会导致感冒症状不同（如风寒会有明显的头痛、关节肌肉痛和恶寒，风热则会有明显的咽喉痛、目赤、流浊涕、咯浓痰等），并不能主导感冒的进程（发生、发展和转归）。真正能主导感冒的，是身体内存在的"湿"！

因为"湿"，人体的防线（免疫系统）才会出现懈怠，才会出现漏洞；也因为"湿"，致病菌才能在突破防线后，站稳脚跟，迅速壮大，极大地危害人体的健康。

所以，要想快速平息致病菌的作乱，就一定要清除体内的"湿"。

在中医方剂里，具有除湿功效的很多，哪个才是最佳"方"选呢？

经过反复思索、比较，我最终选定了"三仁汤"。

没有名将（药力峻猛之品，如附子、大黄、麻黄），没有名帅（价格昂贵之药，如人参、虫草、阿胶），但我坚信，在这场和感冒的战争中，你肯定能不负我望，一战成名。给我信心的，是"三仁汤"中的三员"大将"——杏仁、豆蔻仁和薏苡仁。

其实说它们是"大将"，实在是太抬举它们了，在平时，它们甚至都不是药。杏仁是干果，豆蔻是香料，而薏苡仁则是食材。但就是这么三味稀松平常的"药物"，组合在一起将形成巨大的威力，对致病菌造成致命的打击（有时候三个臭皮匠，还真能抵上一个诸葛亮），因为它们都有一个共同的特长——除湿。

按理讲能除湿的中药有很多，为什么偏偏选择这三味药来担当重任呢？因为它们不但能除湿，而且还除出了花样。

杏仁，可以开宣肺气，使体内水湿通过汗孔及呼吸排出体外，主除上焦（人体上部）之湿。

豆蔻仁，可以芳香醒脾，使体内水湿通过脾的运化而消除，主除中焦（人体中部）之湿。

薏苡仁，可以淡渗利湿，使体内水湿通过小便而排出体外，主除下焦（人体下部）之湿。

药无好坏贵贱，用之得当，贱如地丁、紫苏，也是救命良药；用之失当，贵如人参、鹿茸，亦成杀人毒药。

二人同心，其利断金。

三仁同心，湿去无影。

再加上厚朴行气燥湿，可以防止水湿停聚而成痰；半夏化痰祛湿，可以消散已经凝聚而成的痰块；淡竹叶清热利湿，可以清除体内多余的热量，防止致病菌在热量的协助下，更快、更多、更强地扩张；通草、滑石通利经脉和关窍，可以使水湿、痰液通通从小便排出体外。就这样，在大家的齐心协力下，人体内部被打扫得干燥又洁净。

这下，致病菌抓瞎了。

水湿没了，人体的防御系统又开始正常工作，其强大的作战能力和杀伤力，将成为它无法逾越的坚固屏障。

同时，已经入侵的病菌日子也不好过。水湿被清除后，原先的繁殖基地不复存在，粮草供应也被切断，于是，饿死的饿死，老死的老死，战斗力急剧下降，很快就在人体免疫系统的攻击下全军覆没。

最后简单通报一下这次战斗的结果：战斗用时两天，全歼感冒病菌，我方（人体）大获全胜。

终于，在经历了长时间的寻找和失败之后，我找到了克制感冒以及多数感染性疾病的方法——"三仁汤"，这最终成为我日后和致病菌战斗的主力部队。

随后的事实证明，这是一支让致病菌闻风丧胆的部队，它的存在，就是致病菌的噩梦。

朱某，女，1岁，反复发烧一个多月，早晨体温正常，午后低热，抗生素治疗无效，使用三仁汤，一剂退热，三剂病愈。

金某，男，9岁，高烧一周不退，抗生素治疗无效，使用三仁汤（因脉象虚弱，我加入了附子以扶助正气），服药3小时后，大便泻下，随后热退。第二天，再用三仁汤原方一剂，病愈。

唐某，男，1岁，发热、呕吐、腹泻三天，抗生素治疗后症状不减，使用三仁汤，一剂热退，三剂痊愈。

……

战无不胜，攻无不克。

这是我给三仁汤的评价，一个至高无上的评价！

虽然三仁汤勇猛无比，但老是靠武力解决问题总不是长久之道。要想身体长治久安，少受致病菌的入侵，那就必须着眼于平时。其中最最重要的，就是要保持身体内环境的干燥和洁净。

这就是"正气存内，邪不可干"的道理。

八杯水的危害

其实，只要我们自己不折腾，身体内部原本是干燥洁净的。

正常状况下，进入身体的水，过剩部分会在脾胃的辛勤劳作（运化）下，以呼吸、出汗、大小便等方式排出体外。只有当饮水量过大，超过脾胃的运化能力，或者脾胃受损，运化能力不足时，身体内部才会出现水分过多、湿度增加的情况。其中前者占的比例更大。

大量喝水的理由，则来自西医的忠告。

这个忠告是这样的：不要等口渴了再喝水，这样人体是会缺水的，科学的饮水量是每人每天大约8大杯的水（约2000ml）。

如果你认真按照这个要求做了，那恭喜你，你已经成功完成了对自己身体的折腾，使原先干燥洁净的内环境转变得污秽潮湿。

养过花草的朋友都知道，除了极少的水生植物可以整天泡在水里不受其害外，多数植物浇多了水是要烂根的，而烂了根的植物是活不下去的。这充分说明了一点，水虽然是生命之源，但水绝对不是越多越好，太多了也是要"命"的。

人体也是如此。

由于年龄、性别、体质、季节及工作状态的不同，每人每天消耗的水分是差异极大的。比如说二三十岁夏季户外干活的农民工和七八十岁冬季卧床不起的老人，如果都让他们按照8杯水来喝，前者明显不够，后者又明显过剩。

不够还可以补，过剩可就麻烦了。

因为，当你不顾身体需要（不口渴就说明身体不缺水），"拼命"喝水的时候，身体正悄悄地在改变。当然，这种改变不是有利的，而是有害的，大大的有害。

一方面，多余的水会潴留在细胞里，导致细胞水肿；另一方面，内环境会因此变得极其潮湿。

隐患就此埋下。

要消除隐患，防病于未然，自然就要控制饮水量。

那每天喝多少水才合适呢？

我认为最简单的标准，口渴了就喝，口不渴就不喝（当然，有些人存在这样的情况，整天觉得口渴，喝再多的水都不解渴，这是因为人体水液的循环、灌溉、排泄出了问题，需要治疗）。

对于这样的标准，肯定有人会说，这也太随意了，一点儿也不科学。

我的回答是，这虽然看似随意，但绝对科学。不但科学，而且非常科学。

因为这一标准的制定者并不是我，而是目前世界上最复杂、最精密、最灵敏、最高效的"设备"——大脑。

水虽是生命之源，但不是越多越好。

大脑很忙。

因为它没办法不忙。

大到各个系统的协调运行，小到每个细胞的吃喝拉撒，身体的每一个细微活动，都需要大脑的"批阅"（接收信息）和"指示"（发出指令）。没有节假日，不论白天和黑夜，有情况就要处理，有问题就要解决，真正的全年无休，24小时工作，所以大脑可以说是一个不折不扣的"劳模"。

但这样还是不够。

即使上面的工作再忙再累，"劳模"还是要挤出时间和精力来做一件事情：监测内环境。

内环境只要一有风吹草动（寒、热、燥、湿等的变化），立刻会有信息上报给大脑，大脑也会随即采取对策，来维护内环境的稳定和适宜。

因为它知道，内环境是细胞的安身立命之所。内环境出问题，后果会很严重。轻则局部细胞病变，重则脏腑功能障碍，甚至死亡都是可能的。

所以，大脑密切关注着内环境的变化，一旦有异常情况发生，它就会对人体发出警告，以便及时采取措施，恢复内环境的稳定。

大脑给出的警告就是人体的各种感觉。

感觉冷了，是内环境温度过低的警告，这时就要添加衣物来保暖了；感觉热了，是内环境温度太高的警告，这时就要减少衣物来散热了；感觉口渴了，是内环境缺水的警告，这时就需要喝水来补充水分。

如果没有收到警告就擅自采取措施呢？你大可发挥想象力，脑补一下大热天穿棉袄、大冬天穿短袖的感觉。如果一定要这么折腾，引领时装潮流是不可能的，生病倒是一定的。

喝水也是如此。

没有口渴，说明体内并不缺水。如果一定要喝，而且喝很多，那体内的水就会过剩，水过剩，内环境湿度就会升高，湿度增高的后果……你懂的！

在这里不妨透露一个小秘密（当然这只是我的个人体会，仅供参考），每当我自己多喝水（多数时候是为了品茶）后，会明显感觉咽喉部有痰，大便稀溏，手心出汗增多，舌苔变白腻，舌边出现齿痕，这就是体内水湿过多的表现，如不及时纠正，将会后患无穷。

17

积水成灾

水过多的危害大致可以分为三级。

第一级：潮湿级

1. 实际状况。

饮水量超过人体日常所需，体内"雾气"弥漫，内环境非常潮湿。

2. 危害性。

细胞缺氧，反应迟钝，工作能力下降（常见症状有乏力、倦怠、嗜睡、四肢无力等），局部黏液分泌异常（如鼻涕、痰液、带下增多等），容易受到病菌攻击，产生慢性炎症（如鼻炎、胃炎、肠炎等），如果内环境长期处于潮湿状态，甚至可以诱发细胞的癌变。

值得引起重视的是，内环境潮湿会导致乏力、畏寒、嗜睡、抵抗力下降等症状，这与身体虚弱的表现极为相似，如果不仔细辨别，盲目服用滋补药物，不但无益于改善症状，反而会造成新的不适。

怎样判断内环境是否潮湿呢？

最简单的办法就是看舌苔。

如果舌苔腻滑，就说明内环境处于潮湿状态（这其实和看到青苔可以判断环境潮湿是一个道理）。

以自然之理，度人身之理，这是中医探究疾病的主要方式。这种方式看似原始，实有至理。因为自然孕育了生命，

这一段值得反复体悟。

生命的一切变化，都逃不出自然法则（天道）的掌控，所以从自然现象中发现、总结出来的规律，不但适用于自然，当然也适用于人体，这正是中医的高明之处，它的好处在于简单、实用，却又直指疾病的本质。

再结合舌苔的颜色，我们还可以判断内环境的寒热状况。

如果舌苔颜色是白的，说明内环境以潮湿为主，没有明显的寒热（或略微偏寒）；如果舌苔的颜色是黄的，说明内环境不但潮湿，而且炎热；而如果舌苔的颜色是灰或黑的，则说明内环境不但潮湿，而且寒冷。

3. 对付办法。

使用"干燥剂"。如果有热，那么就给它降降温，而如果有寒，那就给它加加热。

那么，问题来了，给内环境"干燥"，什么药最强？

我的经验是三仁汤去掉竹叶，加入藿香、石菖蒲。如果兼有热，可以加入竹叶、连翘、黄芩（相当于空调的除湿制冷功能）；而如果兼有寒，那么就加入麻黄、苏叶、苍术（这就相当于加热烘干功能）。

就这么简单！

据不完全统计，我曾用此方治愈过的疾病有：鼻炎、咽喉炎、胃炎、溃疡性结肠炎、各种皮炎、小儿抽动症、失眠、痤疮、顽固性口腔溃疡、湿疹、肿瘤标志物升高、特异性关节炎、中耳炎、哮喘等。

尤其是对于肿瘤标志物（CA19-9、CA-125、铁蛋白、癌胚抗原等）异常升高，却又查不出病变灶的患者，使用此方治疗，常常有意想不到的效果。

【典型病例】马某，男性，65岁，铁蛋白和癌胚抗原较正常值升高6倍以上。主要症状是乏力和消瘦，但全身检查未发现明显肿瘤病灶，也没有其他不适感。舌苔白腻，脉象弦。

该患者可供参考的症状非常少（仅有乏力和消瘦），而且没有特殊性，那该如何判断内环境的状况（病根）呢？

白腻苔就是一条非常重要的线索。

也就是说，不管症状是多是少，病情是轻是重，只要白腻苔在那里，我就可以毫不犹豫地判断，一切都是潮湿惹的祸！

【处方】杏仁9克，薏苡仁15克，白豆蔻6克，藿香9克，石菖蒲9克，半夏9克，厚朴9克，通草5克，滑石15克。

【疗效】此方服用约一个月，所有指标恢复正常。

所以，对于这个内环境的"干燥剂"，我只有一个字来形容：赞！

第二级：积水级

1. 实际状况。

体内"雨"不停地下，水流成河，到处是水坑、水洼和水潭。

2. 危害性。

水积于关节则为关节积液，可以引发关节肿胀、疼痛、活动不利等症状；积于内耳可以引发头晕、耳鸣；积于眼部，可以引发青光眼；积于肺脏，可以造成间质性肺炎；积于皮下，可以导致水肿；积于膀胱，则可以导致小便不利；等等。

判断体内是否有积水，也有一个简单而有效的办法。

这次不是看舌苔了，而是看舌头。

舌头胖大，两边有齿痕，就表示体内有积水。

3. 对付办法。

使用"抽水机"来排水。

能担当"抽水机"这一艰巨任务的非五苓散莫属。

五苓散出自张仲景的《伤寒论》，由泽泻、猪苓、茯苓、白术、桂枝五味药组成。

君药泽泻，其名字就非常有意思。水聚积之地称"泽"，水很快地流叫"泻"，所以，"泽泻"的意思就是把聚积的水很快地排掉。取这么个药名，它的排水作用自然是可想而知。

以泽泻为君药，以猪苓、茯苓、白术（这三味药的主要功效是健脾、利水、渗湿）为佐药，再利用桂枝温阳化气的作用"点火启动"，一台内环境的强力"抽水机"就此登场。在它的工作下，体内的积水无处可藏，将源源不断地通过膀胱、尿道排出体外。

【典型病例】张某，男性，32岁。双眼胀痛，眼科检查提示眼压高，诊断为青光眼。胃口佳，大小便正常，无头晕头痛，无胸闷心悸，睡眠佳，无乏力，不畏寒。舌胖大，苔白滑，边有齿痕，脉象弦。

和前面那个病例一样，此患者的主诉症状同样非常少。不过症状不在多，有用即可。胖大舌且有齿痕就是一个非常有用的症状。有用到只要它一旦出现，就可以下诊断。所以我很快给出了诊断——体内有积水。

敌情已明，破敌自然简单。

【处方】泽泻18克，猪苓12克，茯苓12克，生白术12克，桂枝9克，木贼9克。

【疗效】服用一周后眼睛胀痛消除，眼压恢复正常。巩固两周后停药，之后一直未见复发。

第三级：堰塞湖级

1. 实际状况。

身体内的积水量已经大到非常严重的程度，较小的空隙或低洼处已经容纳不下这么多水量，所以此一级别的积水一般仅见于两个地方，胸腔（胸水）或腹腔（腹水）。

2.危害性。

这相当于一颗极其危险的定时炸弹，如果处理不当，或不小心引爆，那将对人体造成灭顶之灾。

3.对付办法。

泄洪。

干燥剂→抽水机→泄洪，积水严重程度加深，应付方法也相应升级。

泄洪是个力气活，也是个技术活，更是个危险活，所以性格温和的药根本干不了，这时就需要猛药登场了。

这一猛药的名字叫"甘遂"。

"甘"，就是甜。"遂"，原意是指田间的水道。"甘遂"的意思就是可以像水渠一样排水的甜药。古人这样形容它的药力：此药专于行水，攻决为用……（可以）直达水气所结之处，乃泄水之圣药……但有毒不可轻用。

所以，你千万别因为它味道有点甜，就把它当花瓶，就以为多吃点没关系。事实上，甘遂是排水的猛药，如果不小心吃多了，是要出大事的。

这是因为，甘遂是通过腹泻来排水的。

轻度的腹泻有助于排泄积聚在胸腔、腹腔中的水液，泻后人会感觉轻松。可是如果一天拉上几十次，甚至上百次，水是排痛快了，命也差不多快没了，这样的泄洪不但不能救命，反而是要命的。

所以，要想很好地使用甘遂这味猛药，使它既能很好地泄洪排水，又不至引发山洪（剧烈腹泻），就一定要控制好用量。

我的经验是，每次用甘遂粉0.9克，用温开水送服，每日一次即可。这是一个十分安全的剂量，据我临床使用来看，基本不会发生剧烈腹泻。如果服后大便无任何变化，可增加0.3克。如果还没变化，可以再增加0.3克，以此类推，最多可增加至1.8克，以服药后有轻度腹泻（每口2—3次）为度。

我第一次使用甘遂是给一例肺癌晚期的患者，患者胸腔大量积液，胸闷，呼吸急迫，西医多次胸穿抽水效果不佳。经过辨证，我用五苓散加葶苈子、大枣，煎好后送服制甘遂粉，每次0.9克，服用一个月后，胸水全消。

水对人体的危害大抵如此。

总结一句话：喝水容易，健康不易。

祸从口入

水多了固然讨厌，但毕竟还好对付。潮湿可以干燥，积水可以抽水，即使到了堰塞湖程度，最多也不过泄一下洪，身体内部又可以恢复原来的干燥洁净。

要是遇到另一个家伙，就没这么好对付了，因为它更难缠，更顽固，更难清除。但它偏偏是现代人（尤其是经济发达国家和地区）最难避免的两大敌人之一。

它的名字叫——痰。

痰？开玩笑吧？

我没感冒，没咳嗽，哪来的痰？

即使感冒咳嗽有痰，吃一个礼拜药也就好了，你说它是现代人的大敌，真是无稽之谈！

少安毋躁，且听我慢慢道来。

不错，感冒咳嗽时吐出来的是叫痰，但并不是只有肺里咯出来的才叫痰，那只是痰的一种，中医称之为"有形之痰"。

在人体内还有另一种"痰"，一种神秘的"痰"。

它看不见，摸不着，神龙见首不见尾，却又无处不到，无恶不作。所到之处，轻则血流壅塞，气机阻遏；重则肿块暗生，脏器衰竭，称其为"健康杀手"实不为过，这就是传说中的"无形之痰"。

"无形之痰"听起来很玄乎，说白了，其实就是垃圾——人体内部的垃圾。

这些垃圾从哪里来？其实都是我们自己放进来的，确切地说，是吃进来的。

人要生存就要吃东西。所以，人离不开食物。

起先，食物的功能主要是充饥。饿了就找吃的，吃饱了就完事，至于吃什么，怎么吃，都是不讲究的（当然也无法讲究）。

渐渐地，随着社会、经济的发展，人开始不满足于仅仅填饱肚子，而是竭其所能地吃。据说天上飞的除了飞机，地上走的除了坦克，能吃的都上了餐桌。吃的方式也五花八门，煎、炸、蒸、炒、炖、烤，十八般厨艺各显神通，只为了满足口腹之欲。

欲望无穷，吃喝不止。

所以就有了这样的说法：人生在世，吃喝二字。

那就尽情吃喝吧！

人生得意须尽欢，莫使金樽空对月。

但是，尽欢是有代价的。

这个代价就是吃下去的东西太多，身体根本用不完。

用不完那就藏着吧，万一哪天没得吃的时候可以拿来救一下急。可是，身体等啊等，等啊等，不但没等到把这些"库存"消化掉的那一天，反而越积越多。

更糟糕的是，明明吃下去的食物已经远远超过身体需要了，但很多人却还觉得不够。因为他们心里惦记着一句话：身体是革命的本钱。所以，为了让本钱更充足，在大吃大喝之外，还不忘经常用补品来犒劳一下自己。

人参、虫草、燕窝、阿胶、维生素、蛋白粉……什么好吃什么，什么贵买什么，身体是自己的，绝不能亏待了它。

就在我们用自己的方式来"爱护"身体的时候，身体却在黯然神伤。

眼看着"库房"里堆积如山的陈年旧货都消耗不完，这边又不断地有新物资塞进来，这样下去，是要"爆仓"的节奏啊！

万般无奈之下，身体只好发出警告。

于是我们看到了这样的景象，体重飙升，血压、血糖、血脂、尿酸节节高……这正是身体在用它独特的语言来提醒我们，吃太多了，体内已经没空间存放这些多余的东西了。

可是忠言逆耳，在美食诱惑面前，我们根本就不在乎身体的警告。

就这样，日复一日，年复一年，原本很好的营养物质，因为细胞吃不光、用不完，最后只能被丢弃在体内，变成垃圾。

垃圾一多，问题就严重了。

首先，垃圾会发臭。

体内垃圾一多，就会产生各种臭味，常见的有口臭、汗臭、狐臭、小便臊臭、大便酸臭、带下腥臭等。

其次，垃圾占地方。

垃圾也是物质，需要有空间来堆放。堆放在管道（血管、淋巴管等）里吧，影响交通（血液循环、淋巴液循环），甚至会导致交通瘫痪（如脑梗死、心肌梗死、闭经等）；堆放在空地（组织间隙或空腔脏器）上吧，又影响环境，妨碍居民（正常细胞）的日常生活（形成各种肿块，如脂肪瘤、囊肿，甚至恶性肿瘤）。

最后，垃圾会生"虫"。

垃圾在成为垃圾之前，那可都是营养丰富的好东西（脂肪、糖、蛋白质），虽然最后被丢弃了，可它在微生物（细菌、病毒、真菌等）眼里，依旧是美味可口的大餐。所以，垃圾堆可以说是微生物的天堂。被微生物喜欢上，这后果，就不用我说了吧？

都说人以食为天，可别忘了还有一句话，天堂和地狱也就一步之遥，吃过了头，原本滋养身体的美食就会瞬间变成影响健康的毒瘤。

所以，为了自己的健康活力，请千万管牢自己的嘴，别总怕自己营养不够。

真正健康的饮食，我认为是这样的：按时进餐，荤素均衡（甚至可以素多荤少），饮食清淡，见饱即止。

只要能做到这几点，就能最大限度地减少体内垃圾的产生和堆积，从而有效地降低心脑血管疾病及各种肿瘤的发病概率。

而对于已经堆积在体内的垃圾，则需要及时打扫和清运。

垃圾大扫除

清理垃圾不但是个脏活、累活，还需要花时间。

当然，在干活之前我们还先需要准备一个工具，这个工具叫二陈汤。

二陈汤，出自宋朝《太平惠民和剂局方》，其组成是：

陈皮、半夏、茯苓、甘草。因为主药陈皮和半夏都是陈久者药性更佳，所以叫二陈汤。

二陈汤原本的作用是化痰，我们为什么要选择它来清理垃圾呢？

因为，咳嗽的痰叫"有形之痰"，而身体内的垃圾叫"无形之痰"，既然两个都是痰（外观虽不同，本质实相似），当然可以用同样的办法来对付。也就是说，化痰，其实就是清理垃圾。

为了让它能发挥更强力的"去污"效果，我在使用时还常常会再给它加点料：浙贝、地龙、丝瓜络、通草、大黄。

增加这些料也是有讲究的。

浙贝的作用是化痰软坚。化痰就不用我解释了，软坚是什么意思呢？软坚就是可以把坚硬的肿块软化的意思。垃圾堆积在体内，时间久了，往往会凝结成硬块（肿瘤，中医称之为"痰块"），加入浙贝后，不但清理垃圾能力增强了，还能起到预防结块、消除结块的效果。

对已经形成的痰块，则可以配合生牡蛎、玄参、夏枯草一起使用，这一组合人称"消瘰丸"，是对付痰块的非常有效的方剂。

【**典型病例**】陈某，男，28岁。甲状腺癌术后，颈部淋巴结肿大。体胖，容易出汗，其余无明显症状，舌苔白厚腻，脉象滑。

中医判断体内是否有垃圾，主要靠看和摸。

看，是看体形。满肚垃圾藏不住，一身肥膘入目来，只要看到体形肥胖者，基本可以断定其体内多垃圾（肥人多痰）。

摸，是摸脉搏。脉滑者，往往体内有痰。如果脉滑而又没有明显的咳嗽、吐痰，那么就说明体内有垃圾（怀孕者除外）。

此患者两者都符合，所以我诊断他的淋巴结肿大为"痰块"。

【处方】半夏9克，茯苓15克，陈皮9克，甘草5克，浙贝12克，生牡蛎30克，夏枯草12克，莪术6克，郁金9克。

这个方就是"二陈汤"和"消瘰丸"的合体，只增加了莪术、郁金两味药，以增强对痰块的软化和消散。

【疗效】以此方为基础，加减共服用半年后，复查B超，颈部淋巴结恢复正常。

接着上面的强力"去污"药继续说。

地龙（蚯蚓），常年的"地下工作者"，以腐叶为食，擅长松土。它的这个特性反映到药效上就是消痰（清理体内污浊、腐败的垃圾）和通络（疏通堵塞的经脉）。

丝瓜络，是丝瓜的"筋络"，可以"通人脉络脏腑"（《本草纲目》）。而丝瓜络又擅去油腻，以前常常用于清洗锅碗瓢盆，所以，它又具有清理体内垃圾的功效。

从对这两味药的分析中，你是否发现了中医的一个小"秘密"？

这个秘密叫：取类比象。

古人的高明之处。参看192—193页相关论述。

古代的先人，在一无设备、二无仪器的情况下，就凭着一双观察自然的眼睛和体悟自然的智慧，揭开了疾病的奥秘，找到了战胜疾病的有效药物，这其中一种非常重要的方法，就是取类比象。

取类比象，简单地解释，就是各种动物、植物、矿物，在自然界中表现出来的特性，放到人体内照样好使。

为了让大家对取类比象有一个更详细和完整的认识，我本来要举些例子来说明一下，不过，在我举例之前，已经有一位很有名的医生，对此发表了迄今为止无人可以超越的解说，所以我就不班门弄斧了。

下面就有请这位著名医家，金元时期的刘完素老师给我们做精彩发言。大家仔细听好了，刘老师已经开始了：

夫物各有性，制而用之，变而通之，施于品剂，其功用岂有穷哉！

……

蛇之性上窜而引药，蝉之性外脱而退翳，虻饮血而用以治血，鼠善穿而用以治漏，所谓因其性而为用者如此。

弩牙速产，以机发而不括也；杵糠下噎，以杵筑下也，所谓因其用而为使者如此。

浮萍不沉水，可以胜酒；独活不摇风，可以治风，所谓因其所胜而为制也如此。

麻，木谷而治风；豆，水谷而治水，所谓气相同则相求者如此。

牛，土畜，乳可以止渴疾（土克水）；豕（猪），水畜，心可以镇恍惚（水克火），所谓因其气相克则相制也如此。

熊肉振嬴，兔肝明视，所谓因其气有余补不足也如此。

鲤之治水，鹜之利水，所谓因其气相感则以意使者如此。

……

故天地赋形，不离阴阳，形色自然，皆有法象。

……

空青法木，色青而主肝；丹砂（朱砂）法火，色赤而主心；云母法金，色白而主肺；磁石法水，色黑而主肾；黄石脂法土，色黄而主脾。

故触类而长之，莫不有自然之理也。欲为医者，上知天文，下知地理，中知人事，三者俱明，然后可以语人之疾病。

精彩，实在是精彩！

刘老师不但把取类比象解释得详细透彻，还提出了医者（当然指中医）必须要具备的三个素质——上知天文，下知地理，中知人事。

为什么要做到这"三知"呢？

因为只有这样，你才能感知自然的伟大，你才能领悟中药的妙用。自然之理，即人身之理，所以，借助自然的力量，来攻克人身之疾患，这才是医学的最高境界。也只有明白了这一点，你才可能真正走进中医的殿堂。

言归正传。

地龙和丝瓜络的加入，不但增强了"二陈"清理垃圾的能力，更起到了疏通管道的作用。这样一来，被垃圾堵塞的管道（经络、血管）可以快速打通，有利于及时运走清理出来的垃圾。

通草，可以通经络、利小便。一方面可以协助地龙、丝瓜络疏通管道，另一方面可以将清理出来的垃圾，通过小便排出体外。

大黄，具有强烈的通大便作用，兼能化瘀血。这样，污秽的垃圾一股脑儿都可以通过大便排泄出去。垃圾清空以后，淤塞的血管渐渐畅通，停滞的血液恢复流动，新鲜的营养物质又可以源源不断地运往全身各个细胞，人体内部又开始变得清新、整洁、有活力。

正因为大黄在清扫人体垃圾方面做出了杰出贡献，所以被授予"推陈致新"的特别勋章。千万别小看这一勋章，在数千年的岁月长河中，在数以万计的中药争夺中，得到过这一勋章的，有且只有两位（另一位是柴胡），大黄的功力由此可见一斑。

◐ 旧的不去新的不来，这句话也极大地适用于人体。

当然，功勋卓著之辈，往往都是猛将，大黄自然也不例外。使用时如果用量过大，就会导致剧烈腹泻，伤害身体。所以，用于排泄体内垃圾时，用量宜控制在6—9克以内。

现在，一个集去污、散结、疏通、排泄于一体的清洁工具已经准备完毕，可以正式开始大扫除了。

当然，工具再好，要将体内的陈年垃圾清理干净，还需要足够的时间和耐心。据我的经验，这个垃圾攻坚战的时限最起码是三个月，只能多不能少，没有任何讨价还价的余地。否则，将不能彻底、有效地完成清理工作。

同时，还一定要管住自己的嘴。该吃的（正餐）吃，不该吃的（零食、饮料、各种营养品以及滋补品）坚决不吃。

只有这样，体内的垃圾才能打扫干净。不然，一边费心费力费时间地清理垃圾，一边却不断制造新的垃圾，效果自然是可想而知。

如能做到上述两点，那么，恭喜你，在这场艰苦的垃圾大扫除中，你必定会取得最终的胜利。现在，你的体内又变得干净清洁，所有管道通畅无阻，细胞又恢复了幸福而快乐的生活。

不过，现在还不是庆功的时候。

就在你累死累活好不容易把体内打扫干净之后，还没等喘上一口气，又一个敌人虎视眈眈准备进攻了。

相比垃圾而言，这个敌人更可怕，更强大，更不好对付，它无处不在，无孔不入，如影随形，就像恶魔般挥之不去，难以摆脱。要命的是，它还时刻掌握着你的心理状态，让你欲罢不能，身不由己。

这个敌人就是：情绪。

一山还比一山高，疾病还真的是武器繁多。但是，魔高一尺，道高一丈，任你疾病七十二变，还是逃不出中医这个如来佛的掌心。

七种武器

如果说每个人的一生注定要有一个摆脱不了的敌人的话，那么这个敌人非"情绪"莫属。

当然，也有世外高人或得道高人，身似槁木，心如止水，跳出三界外，不在五行中，已经不受情绪困扰。

但这只是极少数人的境界。

你我皆凡人，因此，除了表示对他们的敬仰之情如长江之水滔滔不绝之外，依旧要在滚滚红尘中生、老、病、死。而情绪，就是我们在一生中要无数次面对的"敌人"。

这是一个可怕的"敌人"！

来无影，去无踪，抓不住，打不死。

更要命的是，它还怀揣着七种武器。

七种都足以致命的武器。

它们分别是：喜、怒、思、悲、恐、忧、惊。

第一种武器：喜

必杀技：使气血涣散（喜则气缓）。

攻击点：心（喜伤心）。

杀伤力：轻则使人元气涣散，精神错乱（心主神志，心神受损，则神志异常）；重则一命呜呼。

成名战：范进考中举人后发疯（《儒林外史》），牛皋骑在金兀术身上笑死（《说岳全传》），都是喜的"杰作"。

喜，七种武器中最可怕的一种。说它最可怕，并不是因为它面目可憎、凶狠无比。相反，它外表和善，招人喜欢。俗话说"笑一笑，十年少"。所以，大家对"喜"是不设防的，而这正是它的可怕之处。隐蔽性强，迷惑性大，擅长偷袭，背后捅刀，乘人不备，直捣黄龙（心），痛下杀手，防不胜防。所以，武器排行榜之首非它莫属。

第二种武器：怒

必杀技：使气血上涌（怒则气上）。

攻击点：肝（怒伤肝）。

杀伤力：轻者致人肢体瘫痪、口眼歪斜，重者小命难保。

成名战：诸葛亮气死周瑜，骂死王朗，就是对"怒"这一武器的极好使用（均见于《三国演义》）。

怒，有雷霆万钧之力，万马奔腾之势，疾如风，烈似火，快若电，擅长猛攻，力大势沉，直击肝脏，逼迫气血上涌，血脉破损（肝主藏血，肝脏受损则血不能藏），非死即残。因其杀伤力大，极难抵御，故排武器榜第二。

第三种武器：思

必杀技：使气血凝滞（思则气结）。

攻击点：脾（思伤脾）。

杀伤力：使人食欲减退、胃脘胀闷、饮食不化、夜不成寐。渐至形销骨立、元气涣散、生命消亡。

成名战：诸葛亮"出师未捷身先死"，很大程度上是思虑过度的后果。

思，它没有欢天喜地的热烈，也没有怒发冲冠的豪壮，有的只是才下眉头却上心头的"缠绵"。如果说"怒"是少林拳，那"思"就是武当功，是慢性毒药、化骨绵掌，看似不烈，却深入骨髓，在不知不觉之间，伤人于无形，故排在武器榜第三位。

第四种武器：忧

必杀技：一夜白头。

攻击点：肺（忧伤肺）。

杀伤力：常常使人一夜白头（因肺主皮毛，肺精受损则毛发失养而变白）。

成名战：春秋时期，伍子胥被楚平王追杀，经过昭关（今安徽含山县北）时，前有大江阻隔，重兵把守，后有追兵堵截，伍子胥焦急忧虑万分，一夜之间，头发全白。

忧，武器榜排名第四。有"先天下之忧而忧"的忧虑，有"寻寻觅觅，冷冷清清，凄凄惨惨戚戚"的忧愁，也有"念天地之悠悠，独怆然而涕下"的悲忧。但不论是哪种忧，都是伤感的、压抑的，是满满的负能量，所以，长时间或极度的忧会大量消耗人体的能量（元气），使器官、脏腑、毛发等失去滋养而早衰。

第五种武器：恐

必杀技：使气血下陷（恐则气下）。

攻击点：肾（恐伤肾）。

杀伤力：轻者使人大小便失禁（肾主二便），重者可致立即死亡。

成名战：张飞长坂坡前大喝吓死夏侯杰，就是"恐"立下的赫赫战功（《三国演义》）。

恐，即恐惧、害怕，常利用人心理最软弱的部分进行打击，只要极小的代价，就能造成极大的杀伤力，可谓四两拨千斤之典范，武器榜排名第五。

第六种武器：悲

必杀技：使气血耗损（悲则气消）。

攻击点：肺。

杀伤力：常使人虚脱乏力、精神疲软，重者可致肺伤咯血，危及生命。

成名战：林黛玉因长年悲伤，最后肺病咯血而死（《红楼梦》）。

悲，武器榜排名第六。它与忧类似，为一种慢性消耗性武器，不急于一招制敌，却能在日积月累中，慢慢消耗人的能量（元气），最终导致脏腑衰竭而亡。

第七种武器：惊

必杀技：使气血逆乱（惊则气乱）。

攻击点：气血。

杀伤力：使人气血逆乱。轻者，心神不宁，言语不利；重者，精神错乱、妄见妄听，直至精血耗尽而亡。

成名战：贾瑞被王熙凤设计捉弄，惊吓过度，渐渐一病不起（《红楼梦》）。

惊，虽然排在武器榜最后，但它擅长突袭、出人意料，乘人不备，扰人心神，逆乱气血，虽不能见血封喉，却能让人精神错乱、行为乖张，最终要人性命。

这七种武器，有的如大刀猛斧，有的如软鞭细索；有的长驱直入，有的暗箭伤人；有的猛攻急战，有的慢慢消耗，可谓软硬兼施、死缠烂打，你只要一不留神，就会不幸中招，非伤即死，实在是防不胜防、难以招架。

那么，在这七种变幻莫测、无孔不入的武器面前，我们能找到对付的办法吗？

能！问世间情为何物，一物降一物。

上古的智者以其绝顶的智慧找到了破解之法，并将其写入了一本奇书之中。

后世的一位医家，从这本奇书中学会了这些方法，最终成为一代宗师。

这本奇书叫《黄帝内经》。

这位医家叫张从正。

张从正的简历

我们先来看一看这位张专家的简历（估计除中医专业人士外，张专家的名字多数人都是第一次听到）。

姓名：张从正（字子和）。

生卒年月：约1156—1228年（金元时期）。

籍贯：睢州考城（今河南民权县）人。

外号：戴人（因其原籍在西周所封置的戴国境内）。

爱好：钻研医学（其他不明）。

名言：只要掌握汗、吐、下这三种方法，就可以治好一切疾病！（该尽治病。）

著作：《儒门事亲》。

成就：金元四大家之一，攻下派的鼻祖。

特长：擅长用汗（发汗）、吐（催吐）、下（泻下）三种方法来治疗各种疾病（包括各种疑难杂症）。

理论加实践，深入第一线。名医的炼成，除了悟性，更少不了超过常人的努力。

成名之路：出身医学世家（不过非名医之后，只是当时无名的普通医生家庭），得家传医方，并自学《黄帝内经》《难经》，20岁左右开始行医。后又自学当时名医刘完素（河间）的医学著作，钻研揣摩40余年，医术终得大成。

总结一句话，张从正，无学历、无名师、无背景，完全靠自学成材，实在是牛人。

这个张牛人，不但医学成就让人高山仰止，不但用猛药治病让人瞠目结舌，更牛的是，他掌握并发展了一项独特的技能。

这项技能叫：心理治疗。

心理治疗，在当今也还是个新鲜事物，这在张专家那个年代，绝对可以引领医学潮流。

其实张专家这套治疗心理疾病的本领，并非自创，而是"偷"来的。

准确地说，是从一本奇书上学来的。

这本书叫《黄帝内经》。

奇书

《黄帝内经》是一本奇书。

说它是奇书，主要有两个原因：

一是作者不详，现在大致公认的是其为春秋战国时期的作品。

二是它一经问世（不晚于公元前26年，即西汉河平三年），不断被模仿，却从未被超越。它的价值，一句话就可以概括：《内经》恒久远，一本永流传。

可以毫不夸张地说，书中的片言只语，都可以成就一位传世名医！

而每一位名医的背后，都有一本《黄帝内经》在做坚强的后盾！

有人要说了，一本两千年前的书，即使再神奇，到现在也早过时了，再对它崇拜，就是盲目地迷信。

如果你这样认为，那你肯定没有仔细读过这本书。

不，肯定连翻都没翻过。

我敢肯定，只要你看过一眼（只要一眼），你就一定会改变看法，对这本书肃然起敬。因为它的开篇就写了这么一段话：

昔在黄帝，生而神灵，弱而能言，幼而徇齐（考虑问题全面、周到），长而敦敏，成而登天。乃问于天师曰：余闻上古之人，春秋皆度百岁而动作不衰，今时之人，年半百而动作皆衰者，时世异耶？人将失之耶？

岐伯对曰：上古之人，其知道者，法于阴阳，和于术数，食饮有节，起居有常，不妄作劳，故能形与神俱，而尽终其天年，度百岁乃去。今时之人不然也，以酒为浆，以妄为常，醉以入房，以欲竭其精，以耗散其真，不知持满，不时御神，务快其心，逆于生乐，起居无节，故半百而衰也。

夫上古圣人之教下也，皆谓之虚邪贼风，避之有时，恬淡虚无，真气从之，精神内守，病安从来？是以志闲而少欲，心安而不惧，形劳而不倦，气从以顺，各从其欲，皆得所愿。故美其食，任其服，乐其俗，高下不相慕，其民故曰朴。是以嗜欲不能劳其目，淫邪不能惑其心，愚智贤不肖，不惧于物，故合于道。所以能年皆度百岁而动作不衰者，以其德全不危也。

相信这段话大家都能看懂。

看懂之后，留下的就是震惊。

两千多年前的智者，言之凿凿地告诉我们，每个人都是可以活到一百岁的！不但可以活到一百岁，而且还是行动自如地活到一百岁（动作不衰）！

为什么现代人活不到了呢？就是因为我们欲望太多，太热衷于寻欢作乐、花天酒地、通宵达旦，结果自己把身体给折腾坏了，所以年过五十（半百）身体就开始走下坡路了。

如果你能掌握书中的理论和方法，并付诸实践的话，那你就能健健康康地活过一百岁（尽终其天年）。

这些写在两千多年前的话，简直就是先贤对我们现代生活的预知和警示，现在读来，依然让人背上直冒汗。

《黄帝内经》就是这样的一本书。一本以活过一百岁为基础，探讨人体生理、病理，以及各种疾病治疗的书。

你说它过不过时？

你说它奇不奇？

张从正的心理治疗大法，正藏在这本奇书之中。

以波之道，还施波身

《黄帝内经·阴阳应象大论篇》提出了这样一个理论：

人的各种情绪，并非只是精神意识层面的活动，而是和五脏有着密切的联系。也就是说，五脏的功能变化可以导致各种情绪的异常，而各种强烈持久的情绪，反过来又可以影响五脏的功能状态。

具体来说，五脏和情绪之间的关系是这样的：

肝在志为怒（木），心在志为喜（火），脾在志为思（土），肺在志为悲、忧（金），肾在志为恐（水）。

根据五行相克理论（金克木、水克火、木克土、火克金、土克水），就可以推导出不同情绪之间的互相克制关系，那就是：

悲胜怒，恐胜喜，怒胜思，喜胜悲（忧），思胜恐。

这一结论有什么用处呢？

最大的用处就在于，我们可以利用情绪之间的相互克制关系，以一种情绪来治疗另一种情绪所导致的疾病。如悲胜怒，就是说因愤怒而导致的疾病，可以用悲伤的情绪来进行治疗，以此类推。

张从正将这一方法称为"以情易情"。

具体的做法是这样的：

悲可以治怒，以怆恻苦楚之言感之；喜可以治悲，以谑浪亵狎之言娱之；恐可以治喜，以恐惧死亡之言怖之；怒可以治思，以污辱欺罔之言触之；思可以治恐，以虑彼志此之言夺之。

先来讲一个以喜治悲的病例。

金元战乱时期，一个当地官员，因父亲被匪人杀害，悲伤过度，不久便得了一个奇怪的病。

开始是胸口疼痛，疼痛一天比一天重。然后，在胸口出现一个硬块，用手去摸的话，形状就像一个倒放着的杯子（状若覆杯）。

病人听说张从正对疑难杂症的治疗很有一套，于是请他前去诊治。

张从正赶到后，仔细地询问了病情，却没有急着开方用药，而是皱起眉头思考了起来。这个时候，恰逢病人家属请了一个当地的"大仙"前来作法。

张从正见此情景，眉头顿时舒展开来，一个治病的方案就此诞生。

只见他学起"大仙"的样子，装神弄鬼起来。他一边手舞足蹈，一边念念有词，时而扮作神仙，体态威严，语言严厉；时而扮作鬼怪，面露恐惧，言语哆嗦（以狂言谑病者）。

如此一番表演后，病人终于开怀大笑，这一笑，胸口疼痛明显减轻，过了没两天，不但疼痛全消，连原先的硬块也不见了（心下结块皆散）。

再来讲一个以怒治思的病例。

当地一富婆，因为过度思虑，引发失眠（相当于现在的神经衰弱）。而且这个失眠到了非常严重的程度。严重到什么程度？整整两年没有睡过好觉。可是看遍了当地的名医，喝了无数的汤药，睡眠仍不见任何改善。

最后，病家请来了张从正。如果张专家再看不好，那就只能认命等死了。张从正刚一到，患者的丈夫就急着问，医生，我老婆的病还有救吧？张从正并不回答，而是不紧不慢地诊完病，然后拉着患者丈夫的手到门外，故作神秘地说，这个病难治啊。

丈夫说：医生，只要能治好，要多少钱我都给！

张从正说：钱嘛，肯定是不能少的。不过呢，这钱不是给我的，而是用来治病的。

丈夫一脸疑惑地问：只听说过有钱能使鬼推磨，没听说过钱还能治病啊，这是什么秘方？

张从正于是在丈夫耳边如此这般地小声嘀咕了一阵。

只见丈夫脸上渐渐露出了笑容，连连点头称是。接着就吩咐仆人去准备好一桌好菜，请张从正吃饭。

席间两个人还大声谈论。

只听一个说：你夫人的病啊，恐怕是没得治了，不过呢，你也别太伤心，你家条件那么好，到时候再找个新夫人肯定没问题。

另一个说：先生说的也有道理，那就请先生帮忙留意一下，有好人家还烦请做个媒，到时一定重谢！来啊，先给先生备一份薄礼，聊表心意！

两个人你来我往，兴高采烈，可就是不谈治病的事。

酒过三巡，张从正打着饱嗝告辞了。

第二天张从正再次登门，两人又是大吃大喝一番，聊得不亦乐乎，可还是不谈治病的事。临走时，还带走了一大包银两。

如此这般整整一个星期。

病人不干了。

这一个星期以来胸中的怒火在不断膨胀，到今天已经实在忍无可忍。

既然忍无可忍、那就无须再忍。

发飙！

从没良心的负心汉骂到没医德的江湖骗子，从陈年旧账骂到老天瞎眼，直骂到精疲力尽、天昏地暗。突然，感觉一阵困意袭来，竟然倒头便睡。

这一觉睡了多久？

整整九天！

不是一天两天，而是九天！

这觉睡得那叫一个爽！只觉有生以来从来没睡这么踏实过！

醒来后只觉神清气爽，腹中饥饿，不觉说道：我饿了，快给我准备吃的！

自此，两年的失眠症痊愈，身体渐渐恢复健康。

参看2003年央视春晚小品《心病》。

张专家用他的真实病例告诉我们，情绪造成的疾病，让病人自己去调整是不靠谱的，单纯吃药也是无法解决问题的，只有练成"以情易情"（用一种情绪打败另一种情绪）的绝技，以彼之道，还施彼身，才能成为医治心理疾病的绝顶高手。

现在，七种情绪武器中的六种（怒、喜、思、悲、忧、恐），我们已经找到了破解之法，只剩下"惊"了。

破解的秘诀仍然藏在《黄帝内经》中。

非常简单，只有四个字：惊者平之（《至真要大论》）。

意思就是，让他（她）对引起惊吓的事物习以为常就可以了。

我们还是来看一个张从正治好的病例。

有一个妇人在旅途中遇到强盗，他们不但抢劫财物，还放火烧了旅店。受此惊吓，回到家里，这妇人就得了一种怪病，只要一听到声响就会惊吓而昏倒。

这下家里人惨了。为了不让她受惊，连走路都只能蹑手蹑脚，生怕弄出一点儿声响。

一年时间里，医生请了无数个，镇惊安神的药物也几乎用遍了，可病情就是没有任何好转的迹象。后来，病人家属打听到张从正治疗疑难病很拿手，于是请他来诊治。

张从正仔细观察了病妇的面色，发现并没有异常，诊脉后发现六脉平和，也无病象。这该如何治疗呢？只见他沉思了一会儿，便有了主意。

他先让病妇坐在一张高椅上，然后命令两名侍女分别抓住她的手臂，并且嘱咐她们：接下来不管出现什么情况，都一定不能松手，要牢牢把她按住。

然后，张从正在高椅前放上一张茶几。他指着茶几对病妇说：夫人，请看这里！话音刚落，就听"砰"的一声响，那妇人受此惊吓，差点儿从椅子上摔下来，还好被侍女按住，才没出现意外。

这时，张从正举起手里的一根木棍，微笑着说：夫人，你看，这声音是我用棍子敲打茶几发出来的，你有什么好怕的呢？

妇人听张从正这么说，又看了看他手里的木棍，这才心神稍定。

接下来，张从正故伎重演，乘妇人不备又敲打茶几，这回妇人只打了个哆嗦，没有先前那么害怕了。

如此反复多次，再敲打茶几时，妇人已经没有任何惊慌的情绪了。

于是，张从正命人把茶几撤下，又暗地里让人敲打门框。妇人一开始也是大惊失色，几欲晕厥，后来就慢慢适应，不再害怕。

然后，张从正又改为让人敲打妇人背后的窗户，等到妇人对此也逐渐适应后，他对家属说：可以了，再给我一晚的时间，病人就可以完全康复了。

当晚，张从正命人彻夜敲打门窗，如此整整折腾了一个晚上（自夕达曙），妇人不但没有惊吓和晕厥，反而睡得很香。

从此，病人对声音不再敏感，疾病痊愈。

这是一个伟大的病案！

因为，直到七百多年后，西方一个叫克拉夫茨（Crafts）的内科医生才在他的著作《心理学最新实验》（1938年）中报告了这样一个案例：

一个年轻妇女，不敢乘坐和驾驶汽车，尤其是害怕通过隧道和桥梁。克拉夫茨将她强行安置在汽车后座上，将车从病人家里一直开到他在纽约的诊所，沿途经过很多桥梁，还经过一条长长的霍兰德隧道。在行车途中，病人极度惊恐，不断地呕吐、战栗、叫喊，行驶八十公里之后，这些惊恐反应减弱了，在返回途中，这个女病人几乎没有发生任何不良反应。

二十多年后，克拉夫茨医生的这一治疗方法，被正式命名为"冲击疗法"。

伟大的张从正！

伟大的中医！

那些时不时跳出来反对中医、黑中医的人士，请你们好好去读读中医的典籍吧，别因为它文字古朴就认为它原始，也别因为它一成不变而嘲笑它落后，它之所以稳定，是因为它已臻完美，它之所以简朴，是因为它已经参透了天地之奥秘！

从认识中医的那天起，我就一直为它而骄傲，那是一种怎样的智慧啊，历千年而不朽，传万世而留芳！

就这样，在《黄帝内经》的光辉指导下，我们最终不费一兵一卒（药物），轻松化解了七种情绪武器对人体发动的攻击。

看着自己的七大秘密武器被一一打败，情绪是不甘心的。它决定使用最后一招，它相信这一招一定能替它挽回败局，给人类致命一击。因为，这次的武器杀伤力极大，它有一个让人闻之色变的名字，叫——癫狂。

19

癫狂

癫狂，其实是两种病。

癫，表现为精神抑郁，闷闷不乐，表情淡漠，自言自语，语无伦次，俗称"文疯"。

狂，表现为狂躁不安，打人毁物，高声叫骂，登高而歌，逾墙而走，俗称"武疯"。

癫和狂，虽然症状有区别，但无论得了哪个病，有一点是可以肯定的，那就是家属肯定会被折腾得够呛。

更要命的是，一旦得了这病，还不好治。

不，不是不好治，是根本就没得治。

当然，我说没得治，并不是说没药可治。

药其实是有的。

但现有的西药，价格是昂贵的，效果是有限的，副作用是巨大的。指望服药后病人就此康复，过上正常人的幸福生活是基本没可能的。

这正是情绪的得意之处。

虽然你打败了我的七种武器，可我还有撒手锏，我还照样可以横行天下，照样打得你只有招架之功，毫无还手之力。

面对情绪的嚣张，我们只能保持冷静。

因为，只有冷静、冷静、再冷静，才可能发现其破绽，才可能找到破解之道。

于是，在无数个不眠之夜后，有位医生灵光乍现，悟出了攻克之法。

他的灵感来自医圣张仲景的《伤寒论》。

在《伤寒论》中，有这么两段不起眼的文字：

太阳病不解，热结膀胱，其人如狂，血自下，下者愈，……外解已，但少腹急结者，乃可攻之，宜桃核承气汤（桃仁，桂枝，大黄，芒硝，甘草）。

太阳病六七日，表证仍在，脉微而沉，反不结胸，其人发狂者，以热在下焦，少腹当硬满，小便自利者，下血乃愈，……抵当汤主之（水蛭，虻虫，桃仁，大黄）。

这两段话的大致意思是，邪热进入体内，煎熬血液，致使血流瘀滞不通，人就会发狂。治疗的唯一办法就是活血化瘀，只要能把瘀血排掉，狂就能被治愈（下血乃愈）。

原来如此！

受此启发，这位医生终于找到了癫狂的"七寸"：（此病）乃气血凝滞，脑气与脏腑气不接。

一张流传后世的名方就此诞生。

这张方子的名字叫：癫狂梦醒汤。

药物组成：桃仁，柴胡，香附，木通，赤芍，半夏，大腹皮，青皮，陈皮，桑白皮，苏子，甘草。

主要功效：活血、化痰、理气，打通阻隔，使气血通畅。

这个方子对癫狂的疗效到底如何，因为没机会用，所以我无法评价。但我用类似的方法（活血化痰、疏通气血）治疗过老年痴呆症，当时我选择了礞石滚痰丸（青礞石、沉香、黄芩、大黄）和抵当汤合用，治疗数月后，虽没能使患者痊愈，但病症有明显改善。再结合当代的中医大家刘渡舟老先生也有过用桃核承气汤、抵当汤治愈精神分裂症的病例，我认为，用活血、化痰、通络的方法治疗癫狂，是完全可行并且有效的。

世人笑我太癫狂，我笑世人看不穿。如能看穿癫与狂，世事无非梦一场。

血通，气畅，梦醒，病愈。

这位看穿癫狂的医生就是：王清任。

王清任（1768—1831），清代医家，河北省玉田县人。终其一生，王清任都不算大红大紫，其留传下来的著作《医林改错》也只是薄薄的两卷，但他却是众多医家中非常特别的一个。

说他特别，是因为他的一生，只专注于一种病的治疗（历代名医中，好像他是唯一一个）。

什么病？

瘀血病。

都是瘀血惹的祸

一、什么是瘀血？

在很多人的观念里，受了伤，血液从血管中流出来，淤积在皮下（俗称"乌青"），或形成血肿，这才叫瘀血。

其实不然。

事实上，只要血液在血管中的流动不顺畅，大到血栓、血肿，小到血液黏稠度增高、微细血管的血流缓慢，这都是瘀血。

对人体而言，瘀血是个可怕的敌人。

它的可怕，来自三个方面：

第一，隐蔽性强。

除了大的血栓和血肿，瘀血常常深藏在人体内部最为隐秘的地方（如微细血管），很难被及时发现。

第二，涉及面广。

全身各处，大到五脏六腑，小到皮肤毛发，全身上下，可以说每个毛孔都在瘀血的攻击范围之内。

第三，危害性大。

受到瘀血攻击的区域，轻者城池被毁（脏腑功能受损），重者国破家亡（死亡）。

瘀血之所以有这么大的杀伤力，是因为它在和人体细胞作战时并不正面攻击，而只是埋头做一件事：切断道路（血液循环）。

这是非常厉害的一招。

因为，对细胞来说，道路（血液循环）被切断，意味着外面的粮食运不进来，里面的垃圾运不出去，这可是分分钟都要命的节奏啊。

细胞如果活不下去，城池（脏腑）自然不攻而破。

这就是瘀血的厉害之处。

二、怎样才能有效对付瘀血的攻击?

（一）及时发现它的行踪

当然，这是一个艰巨的任务。因为，瘀血很狡猾，隐蔽工作做得非常到位，这使它成功逃脱了西医各种先进设备的追踪。

就在瘀血为自己"地下工作"的出色战绩而洋洋自得的时候，一双眼睛已经默默"跟踪"它很久了。

很久是多久?

几十年。

几十年如一日，紧盯不放，这是什么仇什么怨？

答案是，无仇也无怨，只为了一个目的。

这个目的就是，为了人类的健康而扫除瘀血这个心腹大患。

最终，他做到了。

这个人就是王清任。

王清任倾其一生的心血和精力，给我们留下了一份珍贵的礼物，这就是他精心编绘成的瘀血出没图。

在这张图中，详细记载了瘀血的主要出没点，以及瘀血行动时显露在外的痕迹（病症），具体如下：

瘀血出没点之一：头面、四肢、周身血管。

外在表现：头发脱落，眼疼白珠红，糟鼻子，耳聋年久，白癜风，紫癜风，紫印脸，青记脸如墨，牙疳，出气臭，妇女干劳（主要症状是月经不行、饮食减少、四肢无力、午后低热），男子劳病（和妇女干劳类似），交节病作（每到节气就会发病），小儿疳证（主要症状是饮食减少、面黄肌瘦、肚大坚硬、青筋暴露）。

瘀血出没点之二：胸中（王清任称之为"血府"）。

外在表现：头痛，胸痛，胸不任物（胸口即使盖一块薄毛毯也会疼痛难忍），胸任重物（胸口一定要压上重物才觉得舒服），天亮出汗，食自胸右下，心里热（灯笼病），瞀闷，急躁，夜睡梦多，呃逆，饮水即呛，不眠，小儿夜啼，心跳心忙，夜不安，俗言肝气病，干呕，晚发一阵热。

瘀血出没点之三：肚腹。

外在表现：积块（各种良、恶性肿瘤），小儿痞块，痛不移处，卧则腹坠，肾泻（凌晨腹泻），久泻。

瘀血出没点之四：大脑（如果瘀血出现在这里，后果很严重）。

外在表现：半身不遂（偏瘫），口眼歪斜，语言謇涩（讲话口齿不清或不流利）。

如果你觉得这么多病症，又复杂又难记，没关系，我来帮你梳理一下，你就可以清楚地看到，瘀血的特点无非以下几个：

1. 皮肤颜色的改变。

血液流动变慢，甚至停滞，就会导致皮肤色素缺失或色素沉着，所以当皮肤颜色出现黑、白、紫、红等异常变化时，常常表明体内有瘀血在捣乱。

2. 疼痛。

血液瘀滞，感觉神经末梢缺血，就会导致疼痛，中医上称之为"不通则痛"。但是有一点需要注意，瘀血可以引起疼痛，可并不是所有的疼痛都是瘀血造成的，所以，不能一看到疼痛，就不分青红皂白，直接把罪名扣到瘀血的头上。

那什么样的疼痛，才是瘀血的罪证呢？

划重点，只有符合以下特点的疼痛，才可以把账算到瘀血头上：

（1）疼痛的部位固定不移。

（2）疼痛的性质以刺痛为主。

（3）疼痛常常在夜间更严重。

从这里我们也可以看出，中医诊病，并不是"葫芦僧判葫芦案"，而是以显露在外的各种症状为罪证，根据合理的分析、推理，最终确定嫌犯（病因）。然后，根据嫌犯的窝点（病灶）、势力范围（病变范围）以及破坏力（病情轻重），选择合适的战术和战法（方剂），最后将其一举歼灭。所以，每次读古人留下的医案，都能让我感觉到"运筹帷幄之中，决胜千里之外"的那种荡气回肠！

3.肿块。

血液瘀滞，各种垃圾在体内堆积，时间一久就会凝结成块，形成各种肿块。

4.精神（睡眠）异常。

这是一个很有意思的症状。说它有意思，是因为日常生活中我们常常看到类似的状况，它叫"路怒症"。当你开车遇到交通拥堵的时候，常常会产生难以控制的烦躁、愤怒情绪，这就是"路怒"。如果把血液的流动看作是日常生活中的交通呢？那么，当它拥堵时，脑细胞自然就会烦躁、愤怒，表现出来的就是各种精神异常。

5.长期的慢性病。

长期的慢性病会大量消耗人体的元气和精血，此时的血管，就像干枯的河道一样，因为缺乏血液的充盈，自然流动缓慢，渐渐淤塞，叶天士将这种情况称为"久病入络"。

记住这些特征之后，你就可以很容易地发现瘀血的行踪了。

（二）清除瘀血

找到瘀血行踪之后，接下来要做的事就是清除瘀血，恢复血脉的畅通。由于瘀血埋伏的部位不同，所以需要采用不同的治理方案。

1.清瘀血A计划：通窍活血汤。

该方案主要用来对付头面、四肢和周身血管的瘀血。

组成及用法：赤芍3克，川芎3克，桃仁9克，红花9克，老葱3根，鲜姜9克，红枣7个。用黄酒半斤来煎药，煎成一盅（约100毫升）。再放入麝香（0.15克，绢包），煎二沸，每天临睡前服一次。

这个方案中最重要的药物就是麝香，缺了它，"通窍活血"的作用就无法发挥。但是很可惜，由于麝香价格昂贵且不易购买，所以这个方子近来被使用的频率不高，它在某些疾病治疗上的突出疗效，也渐渐湮没而不为人知。

有幸的是，我曾经多次使用过此方，经病人反馈，此方对一种疾病效果极好，那就是突发性耳聋。

【典型病例】杨某，男，28岁。因公司琐事，心情郁抑，突发耳聋，经西医激素治疗效果不明显，因其同事与我相熟，故求诊于我。胃口及大小便均正常，睡眠不佳，入睡难，且多梦，无头晕头痛，略有烦躁，口略苦，胸闷，无疲劳感。舌苔薄白，脉象弦。

分析：该病人先因情绪抑郁，使体内气机不畅（肝气郁结），血液失去气的推动之后，渐渐瘀滞，继而导致听神经失去滋养，最终引起耳聋。

解决办法：疏肝解郁治其本，活血通窍除其标。

【方药】通窍活血汤 + 小柴胡汤。

【疗效】一周痊愈。

日后该病人和我谈及此事，说因为这个方子效果好，所以自己抄写了一份留着，遇到身边有同样的病人就推荐他们服用，效果都很好。

2. 清瘀血 B 计划：血府逐瘀汤。

该方案主要用来对付胸部（血府）的瘀血。

组成及用法：当归9克，生地9克，桃仁12克，红花9克，赤芍6克，川芎4.5克，枳壳6克，柴胡3克，甘草6克，桔梗4.5克，牛膝9克。水煎服。

此方的组合搭配极其有意思。如果把胸腔的瘀血看作是一个城市主干道路交通死结的话，那么这个方子扮演的就是一个出色交警的角色。

当归、生地、桃仁、红花、川芎、赤芍的组合叫桃红四物汤，主要功效是活血化瘀。而枳壳、柴胡、甘草、赤芍的组合叫四逆散，主要功效是疏通气机，使气通达四肢，而不郁结在胸部。这两个方子合用在一起，就相当于把壅堵在主干道上的车辆分流到周边道路，这样交通死结就可以慢慢解开了。

但王清任觉得这样还不够，他还要让交通恢复得更快些。于是他又加入了两味药：牛膝和桔梗。牛膝可以引气血下行，桔梗可以引气血上行，这样一来，横向、纵向的"车流"都得到有效分流，交通自然就快速恢复了。

值得一提的是，正因为这个方子具有卓越的"疏导交通"的作用，所以它可以用来治疗各种烦躁、易怒、顽固性失眠、郁抑等精神疾病（理由参考"路怒症"）。

3. 清瘀血 C 计划：膈下逐瘀汤。

该方案主要用于对付肚腹部（膈下）的瘀血。

组成及用法：五灵脂 6 克，当归 9 克，川芎 6 克，桃仁 9 克，丹皮 6 克，赤芍 6 克，乌药 6 克，元胡 3 克，甘草 9 克，香附 4.5 克，红花 9 克，枳壳 4.5 克。水煎服。

因为肚腹部空间较大，所以这个位置的瘀血容易形成积块（各种肿瘤），在治疗的时候，除了疏通血管，清除瘀血，还需要考虑如何消除这些积块。

膈下逐瘀汤采用活血药（当归、川芎、桃仁、丹皮、赤芍、红花）与行气药（乌药、香附、枳壳）搭配的方法，使气畅血行，再搭配具有消瘀散结作用的五灵脂、元胡，这样就可以使凝结成的肿块慢慢消除。

4. 清瘀血 D 计划：补阳还五汤。

该方案主要用来对付脑部的瘀血。

大脑为人体的总司令部，也是人体中血液供应最为丰富的器官。因为大脑对人体极其重要，人体会不惜一切代价来维持大脑的血液循环，所以，一般情况下，大脑是最不容易受到瘀血攻击的器官。

但大脑也有一个致命的弱点。

这个弱点，就在于位置太高。

站得高可以看得远，这是高的优势。

但是，从另一方面说，高，同时也意味着物资运输、供给的困难，这就是高的缺点。《三国演义》里有一个著名的故事，讲的就是诸葛亮派马谡守街亭，马谡不听副将王平的劝告，执意要在山上扎营，结果被敌方切断水源，全军覆没，最后不但街亭没守住，自己也因此而丢了脑袋。

大脑也一样，由于它在人体的最高位，所以它要得到充足的血液就会比位置低的器官更困难（需要有足够的压力来克服重力），当人体由于各种原因（如久病体虚、劳累过度等）无法提供足够的压力时（低血压），大脑的供血就会减少或中断，这时，大脑就会处于被瘀血攻击的危险境地。

所以要对付埋伏在大脑里的瘀血，单单使用活血化瘀药是无法打通被瘀血堵塞的血管的，真正有效的手段，就是提高血压，使血液能充分"灌溉"到大脑。

如何才能完成这一艰巨的任务呢？

这就需要一味中药的鼎力相助。

这味中药的名字叫黄芪。

黄芪，我们在李杲的名方"补中益气汤"中就已经领略过它的威力了，它最擅长的就是补气升阳。

补气的作用，就像是给气球打气，气越足，血管内的压力（血压）就越高（所以高血压患者千万要注意，别盲目服用补气药），血液的流动也越快。

升阳的作用，就是让气往上升，这就更有利于改善头脑部位的血液供应。

正因为黄芪在这两方面具有无药可敌的强大能力，所以，冲开堵塞在大脑中的瘀血的重任，非它莫属。

而要让黄芪在这场特殊的战斗中发挥出最大的功效，必须要委以重用。

重用到什么程度？

一二十克肯定是不够的，五六十克也嫌太轻，王清任给出的答案是，要么不用，要用就要药不惊人誓不休，整整一百二十克，一克也不能少！

下面就来看看这个著名的"补阳还五汤"的组成：

黄芪120克，当归6克，赤芍4.5克，地龙3克，川芎3克，桃仁3克，红花3克。水煎服。

在这个方子里，黄芪作为绝对主力，带领血液浩浩荡荡涌向头部，使原本干涸的血管得到充盈，接着，活血化瘀药开始起效，疏通血管，清理垃圾，打通被瘀血堵塞的血管，大脑的血流恢复通畅，由此造成的肢体瘫痪就可以逐渐复原。

通过以上四大方案的合力围剿，瘀血这一隐蔽在身体最"阴暗"角落里的敌人最终被全面清除和消灭。

现在，人体内部经过对水湿的治理、垃圾（痰）的清扫、情绪的调整、瘀血的疏通，已经达到安定团结、欣欣向荣（干净整洁、气血通畅、情绪平和）的太平盛世（健康）状态。接下来要做的事，就是一致对外。

营和卫

安内以后就是要攘外。

要攘外，就需要有军队。

人体负责攘外的"军队"叫"卫"，也称"卫气"。

卫气，顾名思义，就是防卫、护卫人体的正气，它来源于饮食。

饮食进入人体，经过脾胃的运化，形成人体需要的精微物质。这些精微物质虽然都源自饮食，但又具有完全不同的个性。其中一类个性剽悍，善于打斗，而另一类则个性柔润，善于滋养。

善于打斗的这一部分，因为太过活跃，又极不安分，如果不好好引导、安置，很容易在体内惹是生非，成为破坏人体安定团结的不稳定因素。怎样才能既发挥它们的特长，又不给人体添乱呢?

最佳的办法就是把这些好斗分子组织起来，加以训练，使之成为一支优秀的战斗部队。这样一来，它们善于打斗的特长，不但不会危害到人体自身的健康，反而可以成为消灭外来入侵者的强大力量。

就这样，精微物质中的剽悍好斗分子最终被人体组建成了一支巡逻在边防（体表）的护卫队，它们不辞辛劳，兢兢业业地守卫在人体的最前线，这就是卫气。

卫气的主要职责可以概括为四个字：严防死守。

严防，就是要像秋风扫落叶一样，毫不手软，坚决打击和消灭外来"入侵者"（如细菌、病毒等）。

死守，就是要誓死保卫人体自身的营养物质（如津、液、气、血），不让它们无端流失或被入侵者瓜分。

无疑这是两个非常艰巨的任务。

所以，要让卫气心甘情愿地为人体"卖命"，任劳任怨地完成这两个艰巨的任务，就必须要给它足够的好处。

人体给卫气的好处就是一个温暖的"家"。

这个"家"的名字叫"营"，也称"营血"。

营血是由精微物质中的另一部分组成。它个性柔润，善于滋养，是在外战斗的卫气的温暖的"港湾"。

有了营血这个"家"，辛苦作战的卫气就有了休养生息的地方，也就有了随时可以获得"粮食"和补给的保障。因此，营血对卫气来说，就是一个不折不扣的"贤内助"。

就这样，卫主外，营主内，就像是一个家庭里的"夫妻"，你在家乡耕耘，我在边疆站岗……你肩负着全家的重任，我在保卫国家安全。祖国昌盛（人体健康），有你的贡献，也有我的贡献。

营和卫这对"夫妻"如果恩爱和睦，家庭就会牢固而幸福（健康）；如果夫妻失和，家庭就容易受到外界的冲击而解体（生病，甚至死亡）。

那么，什么情况下，营、卫这对"夫妻"会失和呢？

当然不是因为第三者插足，问题还是出在营、卫自己身上。

第一种情况：营血不足。

人是铁，饭是钢，一顿不吃饿得慌。卫气在外打仗，营血却不好好持家，无法为卫气提供足够的粮食和保障，那么，卫气就会军心涣散，战斗力减弱，直至溃不成军。

第二种情况：卫气太弱。

营血准备了充足的粮食，也尽心尽力地做好了后勤工作。可是，卫气却很懦弱，毫无战斗力，在前线作战时常常一击即溃，根本不能很好地护卫人体。这样，营血最终会成为外敌掠夺和瓜分的目标（成为各种微生物的乐土）。

由于形成营血和卫气的精微物质都是饮食经脾胃运化而产生的，所以，营血不足也好，卫气太弱也好，归根到底，问题都出在脾胃上。

这告诉我们，营、卫这对"夫妻"如果闹矛盾，不能和谐相处，正确的处理办法不是去两头安抚，而是要去调脾胃。只要脾胃一强健，营、卫之间的不愉快自然就烟消云散了。

桂枝汤就是基于这个原理创造出来的一张名方。

桂枝汤，见于张仲景的《伤寒论》（但它的原创者并非张仲景，而是伊尹，载于其失传已久的《汤液经》，也称"阳旦汤"），历代医家对其推崇备至，誉之为群方之首。因为它具有和阴通阳、调和营卫的巨大功效，内可安定五脏六腑，外可抗击邪气，使之无法侵入人体，可以说是一剂富国（强健身体）强兵（增强免疫力）的妙方。那么，它是如何做到这一点的呢？

我们先来看它的组成：桂枝、芍药（一般用白芍）、生姜、大枣、甘草。

这个方子最大的特点就是，味道好极了。

可以说，它完全颠覆了"良药苦口"这个"优良传统"。以一种既好喝（味甜）又好闻（气香）的姿态，让我们领略到了"口感与香气齐飞，疗效共良药一色"的独特魅力。

当然，在这绝佳的口感下，隐藏着的是制方者的精妙设计和构思。

前面我们已经讲到，要想和营卫，首先要调脾胃，可调脾胃又是一件令人头痛的事儿。

为什么呢？

因为，据《黄帝内经》的记载：脾属太阴湿土，喜燥恶湿，主升清；胃属阳明燥土，喜润恶燥，主通降。

通俗地讲，就是脾喜欢在干燥的环境中工作，它的主要职责是把饮食中的精微物质往上输送到头目以及周身各处。而胃呢，却喜欢在湿润的环境中工作，它的主要职责是把饮食中的糟粕物质向下传递给大肠，以排出体外。

这下明白了吧，脾胃这哥俩的性格可以说是冰火两重天，绝对属于话不投机半句多的那种关系。要是它们各干各的活儿，老死不相往来，那倒还好办，可难就难在这对个性完全相反的哥俩，不但待在同一个"办公室"（中焦）里，还具有相同的"职务"（仓廪之官），更要一起致力于人体的消化吸收事业，两个还谁都离不开谁，这就给调脾胃带来了极大的难度。

如果用燥性升散的药吧，脾是喜欢了，工作更卖力了，可胃就不干了。胃一不干吧，吃进来的食物磨不碎，大便排不出，整天口里还冒臭气。

如果改用滋润通降的药吧，胃是舒服了，可脾又要闹情绪了。脾一闹情绪吧，吃饭也不香了，精神也蔫了，整个人都不好了。

怎么样才能让脾胃皆大欢喜、和谐工作呢？

桂枝汤告诉我们，要调脾胃，离不开三味药。

铿锵三药行

这三味药分别是生姜、大枣和甘草。

生姜，个性刚烈勇猛，可以辛温发散、祛湿通阳。它和脾意气相投，可以极大地增强脾的工作积极性。

大枣，个性甘甜柔和，可以滋养胃液、补益胃气，它是胃的贤内助，可以给胃提供源源不断的工作动力。

有了生姜和大枣的友情赞助，脾胃各自的利益都得到了满足，于是，又能一起愉快地干活了。

但问题又来了。

生姜和大枣药性完全不同，如何让它们在一个方剂中互不干扰、独立而出色地完成各自的任务呢？

这就要请出中药里最出名的"和事佬"——甘草。

甘草，外号国老，最大的本事就是"和稀泥"（专业的说法叫调和诸药）。具体来说，就是能让药性不同的药（如寒性药和热性药，补药和泻药等）在一个方剂里相安无事，并能发挥各自的最大作用。

正是在甘草绝顶的"和稀泥"功夫之下，生姜、大枣这一燥一润、一散一补的两味药才真正最大限度地实现了对脾胃的调和。

当然，除了"和稀泥"之外，甘草本身也是调脾胃的能手。它味甜，和脾胃一样，在五行中属土，所以具有补益脾胃的功效，这又进一步促进了脾胃的工作能力。

就这样，生姜、大枣、甘草三味药成了张仲景手中调脾胃的"铁三角"。只要脾胃有困难，你就一定能看到"铁三角"的身影。

前面我们曾说过，脾胃是人的后天之本，是我们安身立命的基石，要保持人体健康，祛除疾病，首先必须保证脾胃能正常工作。所以，在张仲景的方剂中，生姜、大枣、甘草这组"铁三角"毫无悬念地登上了出场次数排行榜的榜首。

脾胃问题解决了，饮食运化后形成的精微物质就可以源

⚫ 甘草就像身边明事理、有权威、让人尊敬的老者，加之说的话也是甜甜的味道，所以能让不同性格（性寒和性热），甚至是有矛盾（补与泻）的药和谐相处，且让各药心悦诚服，这"说和"的本事，在中药界无出其右者。

⚫ 即使脾胃本身没有问题，在使用药性猛烈的药物时，这个铁三角也常常会出场，用以预防峻药损伤脾胃。

源不断地补充到营卫之中，现在我们要做的事，就是给予适当的引导和强化。

这需要两味药的加盟：桂枝和芍药（现在通常用白芍）。

桂枝，性能温阳通经，可以引领精微物质中的剽悍部分外达体表而成为卫气，同时，鼓舞卫气，可以最大限度激发卫气的战斗能力。

芍药，性能补血活血，可以引领精微物质中的滋养成分化生为营血并且周行全身，给卫气提供充足的后勤保障和补给。

在桂枝和芍药的带领下，营卫终于可以各安其位、各司其职，人体的防御体系再一次得到完善和巩固。

如果把人体看作一个国家，桂枝汤的作用就是使国家达到国库充盈、兵强马壮的太平盛世状态。

从这个意义上说，桂枝汤对人体而言，不仅仅是一剂治病的良方，更是安邦定国的灵丹妙药，无怪乎后世医家要给予它至高无上的荣誉（群方之首）！

而营卫一旦出问题，人体面临的就是防御体系崩溃，这对一直虎视眈眈、随时准备入侵人体的外敌来说，将是一个绝佳的机会。

外敌入侵

人体的外敌，是自然界中的不正之气（邪气）。

什么叫不正之气呢？

凡是气候与季节不相应，或者气候反常者，都可以叫不正之气。

如春季过于寒冷，冬季过于温暖，北方连续阴雨导致气候不干燥反而潮湿，江南无雨水导致不潮湿反而干燥，等等。

不正之气又是如何产生的呢？

主要有三种情况：

1. 至而太过。

意思是来得过于猛烈。如冬季过于寒冷，夏季过于炎热，秋季过于干燥，春季过于温暖，梅雨季节过于潮湿，这就叫至而太过。

2. 至而不至。

意思是该来的不来。如时间上已经到了春天，但气候还停留在冬天，这就叫至而不至。

3. 未至而至。

意思是不该来的却来了。如时间上还是冬天，但气候已经到了春天的状态，这就叫未至而至。

不正之气表面看起来只是温度、湿度和气压的变化，这不就相当于夏天开个空调，冬天用下暖气嘛，似乎没什么大

一方水土养一方人，这水土有变，人岂能不变？大自然对人类的影响无时不在。

不了。

其实不然。

你要是在家里开空调、用暖气，当然没什么大不了，可如果老天爷要在夏天开空调、冬天用暖气，那可就有大麻烦了，因为在温度、湿度、气压的变化下，还隐藏着一个巨大的变化，而这一变化将会严重威胁到人体的健康。

这就是环境中微生物的种类和数量的变化。

在正常气候下，环境中的微生物种类和数量会保持一种动态平衡，人体的防御系统（营卫）可以很好地适应和对付，所以一般不会诱发疾病。

当气候异常时，环境中微生物间的平衡会被打破，其中某一种类的微生物会借助异常的环境"异军突起"（数量增多，活性增强），从而形成一股危害人体的"邪恶势力"（所以中医称之为邪气）。

对待这种状况，即使是正常的防御系统，也常常会因为经验不足，或缺乏应对能力而被击溃，如果遇到营卫不和，邪气就更容易趁虚而入，给人体造成严重的疾患。

因此，任何一种流行性疾病（传染病）的暴发和传播，其实最本质的原因，并不是那些可怕的病毒、细菌，而是当地异常的气候。

让人生畏，又似乎无法战胜的病菌终于露出了它的破绽。

这是一个足以让病菌军团粉身碎骨的致命破绽。

因为，病菌可以千变万化，可以层出不穷，可以不断进化和变异，以目前人类有限的知识来说，无法完全掌握它的种类和特性。

但是，气候的变化却是有限的。

不但有限，而且是非常有限。

概括来说，无非就是风、寒、暑、湿、燥、火这六种常见因素之间的不同组合。

这就够了。

我只要仔细观察当下的气候特点，就掌握了病菌的生杀大权。

不管你是什么种类的病菌，也不管你的威力有多大，我都没打算和你直接对抗，我只要借助别人的力量就可以把你打个落花流水。

因为我只要改变环境，让你失去生存和繁殖的土壤，就可以从源头上彻底消灭你，斩草除根！

自然之力可以让你为非作歹，我同样也可以借助自然之力让你灰飞烟灭。

但问题又来了，我们都不是神仙，谁也无法呼风唤雨，如何能改变老天爷捣鼓出来的气候呢？

得知这点后，病菌们又开始得意起来，我们是有破绽，可你还是照样拿我们没办法！

病菌们，别得意太早了！

不错，我们是无法改变自然环境，但是，别忘了，有一个环境我们可以改变，只要这个环境一改变，你们侵入人体的梦想就会破灭。

这个环境就是人体的内环境！

那如何改变内环境？

书的开始我们就讲过，自然造化赋予不同环境下的动物、植物、矿物不同的特性，这种特性正是我们用来改变内环境的不二选择。

寒性药可以使炎热的内环境变凉爽，热性药可以使寒冷的内环境变温暖，燥性药可以使潮湿的内环境变干燥，而滋养药可以使干燥的内环境变滋润。

一旦人体的内环境发生变化，不再和外界异常的气候保持一致，那么，等待入侵人体的病菌的，将会是一场噩梦。因为，迎接它们的，不再是繁衍生息的乐土，而是让它们灰飞烟灭的葬身之处。

生于炎热环境之病菌，必死于寒冷之地。

生于严寒环境之病菌，必死于温暖之地。

生于潮湿环境之病菌，必死于干燥之地。

生于干燥环境之病菌，必死于滋润之地。

热者寒之，寒者热之，湿者燥之，燥者润之！

就这么简单。

只有四招，也只需四招，就可以打得气焰嚣张的病菌毫无脾气、土崩瓦解。

这就是环境的力量！

这就是自然的力量！

而借助自然之力，灭病菌于无形，是中医留给我们的伟大成就！

气候异常除了会导致各种病菌滋生，当某种气候过于持久或过于强烈时，它本身也会伤害人体，造成疾病。最常见的气候有六种，它们分别是风、寒、暑、湿、燥、火，中医称之为"六淫"（"淫"是过多的意思）。其中湿对人体的危害，我们之前已经详细讲述过，这里，我们重点来谈谈另外五种外邪，首先从最常见的风说起。

◑ 改变人体内环境，让致病菌失去生存的土壤，从而治愈疾病。

22

风

风，六淫中最常见的外邪。因为它四季都有，对人的危害又无处不在，所以被称为"百病之长"。

什么样的风最可怕？不是东南风，也不是西北风，真正可怕的是贼风。

什么叫贼风？

就是偷偷摸摸，乘人不备，暗地里吹过来（就像小偷一样）的风。

最常见的贼风有三种：一是夜卧当风，二是从背后吹来的风，三是汗出后受风。

夜卧当风，这是搞偷袭。

背后来风，这是放冷箭。

汗出受风，这是趁虚而入。

所以，不管是哪一种贼风，它进攻人体的特点都是相同的，那就是，出其不意，攻其不备，可谓深得用兵之道。它的可怕之处，就在于不和人体的防御系统正面交锋，而是趁人体防御空虚或者没有防备的时候发动突然袭击，打你一个措手不及。

一旦偷袭成功，贼风就会展现出它极大的破坏力。

这种破坏力体现在它给人体制造的漏洞上。

一个足以致命的漏洞。

这个漏洞给人体造成的最大损失就是"资本"外流。

人体的"资本"主要是津、液、气、血。

这些"资本"如果流失，首先受到冲击的就是细胞。

因为，津、液、气、血是细胞最主要、最直接的"经济"来源。当人体津、液、气、血充足的时候，细胞才能"吃饱饭""穿暖衣"，过上自己幸福的"小康"生活。细胞的小日子过得红红火火，才能有足够的精力和信心来工作。

如果津、液、气、血大量流失，细胞一下子失去经济来源，每日食不果腹、衣不蔽体、度日如年，再要指望它们安心工作、努力工作，甚至卖命工作，简直就是天方夜谭。

细胞没心思工作，苦的是器官。

因为器官和细胞的关系，就相当于工厂和工人。工人不干活，工厂的结局只能是倒闭、破产（器官功能衰退，甚至衰竭）。

破产的工厂（器官）多了，进而就会影响整个社会（人体）的安定，甚至整个国家的安危（生病甚至死亡）。

贼风导致的"资本"外流主要表现为津液外泄和气血外泄。

津液外泄最主要的症状就是出汗。

当然，这个汗和天气炎热或运动时出的汗完全不同。正常的出汗是为了排泄身体内多余的热量，出完汗，人会感觉一身轻松。

贼风引起的出汗则完全不同。由于此时身体内并不存在多余热量，而出汗又势必会带走大量的热能，所以，就会出现一边不停流汗，一边又怕风怕冷的特殊症状。

对付津液外泄的最佳方法就是桂枝汤。

关于桂枝汤这支"部队"的"人员配备"（组成）和战斗力（功效）情况，我们前面已经详细讲解过，它的"主业"虽然是调和营卫，但用它来对付贼风造成的津液外泄也是极好的。

一方面，桂枝、生姜的发表作用能将已经侵入人体的贼风赶出体外；另一方面，白芍、大枣的养阴功效又可以补充人体流失的津液。更妙的是，整支部队一起战斗，可以使人体外围防线固若金汤，这样，贼风就再也无法轻易入侵了。

再来看气血外泄。

贼风为什么会导致出血呢？

这和贼风侵入脉管有关。

贼风侵入脉管后，会导致脉管内部压力骤然升高，如果压力超过脉管的承受能力，那就会导致脉管破损，造成出血。这和一直往气球里吹气，最后会导致气球爆裂的道理是一样的。

贼风引起的出血，多位于肺、大肠和脑。

为什么贼风引起的出血集中在这三个部位呢？

肺，因为通过气管、鼻腔与外界直接相通，所以，容易受到贼风的攻击而出血（咳血）。

大脑，在人体的位置最高，又经常暴露在外（身体其他部位都有衣裤遮蔽），所以也容易被贼风攻击（脑出血，俗称中风），这就好比山顶的大树更容易被风吹折一样。古人说，巅顶之上，唯风可到，就是这个道理。

这两个部位容易被贼风攻击比较好理解，那大肠深藏在腹内，为什么也会成为贼风攻击的目标呢？

这是因为一条秘密通道的存在。

这条秘密通道将深藏在身体内部的大肠和与外界相通的肺紧密连接到了一起。正常情况下，它是肺和大肠之间互通有无、互帮互助的桥梁和纽带，可一旦贼风侵入肺脏，这条通道又会成为邪气深入大肠的"捷径"。

沟通肺与大肠的这条秘密通道叫"经络"。

群方之首，名不虚传。

贼风就是借助经络，由肺侵入大肠，最终引起出血（所以便血一症，古人又称之为"肠风"）。

这让我想起了当年茅以升先生呕心沥血，历尽艰辛，终于自主设计建造成功中国第一座现代化跨江大桥，为钱塘江两岸的交通提供了极大的便利；可大桥刚建成不久，因为抗战的需要，为了阻止日军南下，又不得不含泪炸毁。

所以，任何事物都存在正与反、好与坏两个方面，水能载舟，亦能覆舟，所谓"祸兮福所倚，福兮祸所伏"，说的正是这个道理。

对于贼风所致的出血，治疗的重点并不是风，而是血。

因为随着血管的破裂，风的破坏力已经彻底释放。这个时候，我们需要面对的是血管破损后的"灾难现场"，积极进行"灾后重建"。

治血四大法

这个"灾后重建"，主要分四步走。

第一步：止血

相当于水管爆裂时关水阀，修水管。只有先把血止住，人体的伤害才不会进一步扩大，所以，止血是治疗各种出血症的最重要一步。

但止血又是一个技术活。

不信，你翻开《中药学》看看，光止血药的种类，就有四大类：

第一，凉血止血药。代表药物有大蓟、小蓟、白茅根、苎麻根、地榆、槐花、侧柏叶等。

第二，化瘀止血药。代表药物有三七、蒲黄、茜草、血竭、五灵脂等。

第三，收敛止血药。代表药物有棕榈炭、血余炭、白及、仙鹤草等。

第四，温经止血药。代表药物有艾叶、炮姜等。

单单是记住这些中药的名字和功效就已经让人一个头两个大了，更糟糕的是，这些药多数时候，只是中医用来止血的"辅料"。

主料是什么？

主料就是根据患者内环境的寒、热、燥、湿而选择出来的方剂或药物。

比如，根据望、闻、问、切，患者内环境处于"血热"状态，那么，止血时，我们需要选用犀角地黄汤作主料，酌加凉血止血药为辅料，这样才能收到较好的疗效。

再比如，患者内环境处于"气虚"状态，那么止血时就需要选用归脾汤作主料，酌加收敛止血药，才能有效地止血。

友情提醒一下，上述两种情况，如果你判断错了，药用反了，那么，不好意思，不但止不住血，反而有可能导致"血流成河"。

所以，止血不是想止就能止的啊！

止血那么难，即使是专业的中医，有时也未必能准确判断和使用止血方剂。那么，对于普通大众来说，遇到出血疾病时，有没有一个既简单好用，又能收到较好的止血效果的应对方子呢？

答案是：有。

这个方子的创立者是民国时期的名医张锡纯，它叫"补络补管汤"。

该方组成为：三七、山茱萸、生龙骨、生牡蛎。别看它只有四味药，但是止血效果好，任何部位、任何体质的出血均可以使用，且兼有化瘀作用，所以有"止血而不留瘀"的美誉。套用一句广告语，要问止血效果哪方强，还数张氏"补络补管汤"！

我在临床上遇到出血患者，也常把补络补管汤作为基础方，再根据患者的寒热虚实情况，进行加减，常常能收到立竿见影的效果。

为了更好地对付出血症，中医甚至打造了一支奇兵。

这支奇兵叫炭药。

所谓炭药，就是将药材炒焦炭化后使用。如上面提到的棕榈炭、血余炭就是炭类药，另外常见的还有蒲黄炭、荆芥炭、当归炭、黄芩炭、生地炭、藕节炭等。

炭药的主要作用就是止血。

中医上有一个著名的止血方，叫十灰散，就是使用十种炭类药（大蓟、小蓟、荷叶、侧柏叶、白茅根、茜根、山栀子、大黄、牡丹皮、棕榈皮，上药烧炭存性，为末，藕汁或萝卜汁磨京墨少许，调服）组合而成的，可以用来治疗人体上部的各种出血（咳血、吐血、鼻衄等）。

为什么炭类药可以止血呢？

中医给出的解释是"血见黑则止"。

有人要说了，这是什么鬼？为什么血见黑会止？简直就是胡扯。

对此，中医是有理论根据的。

因为五行学认为，血色红，属火，而炭色黑，属水，水能克火，所以炭可以止血。

对这样的解释，你肯定是不满意的。因为五行学说在很多人眼里，本身就是"玄之又玄"的东西，和封建迷信是一个层次的，根本不在接受的范围之内。所以，我有必要再用多数人认可的科学理论来做个解释。

大家都知道，活性炭具有较强的吸附性，所以，炒成炭的中药进入人体后，可以黏附在破损的血管壁上，从而起到止血的作用。

更妙的是，中医的炭药同时还具备药物自身的功效，这就又使得它具有从源头上制止出血的特殊作用。

如黄芩炭具有黄芩的清热泻火作用，炮姜炭具有姜的温中散寒作用，熟地炭具有熟地的补血作用，当归炭具有当归的活血消瘀作用，大黄炭具有大黄的通便泻热作用，等等。如果我们能根据出血时人体内环境的状况（寒、热、虚、实）来选择使用这些炭药，就可以收到事半功倍的效果。

比如说，出血时人体内环境处于"寒"的状态，那么就可以选用性能温热的炮姜炭；而如果出血时人体内环境处于"热"的状态，那么就可以选择性能寒凉的黄芩炭；如果出血后人体内环境处于"血虚"的状态，那么使用熟地炭不但能止血，还可以补血；如果出血后人体内环境仍然存在"血瘀"的状态，那么使用当归炭则可以在止血的同时，还能起到化瘀的效果。

因此，对于中医使用炭类药止血，我的结论是两个字：靠谱。

最后，我还要介绍一味特殊的止血药。

它在修补破损血管、堵塞出血漏洞方面的功效无出其右，堪称中药界的"502胶水"。

这味中药叫"白及"。

白及，现在很多书上把它写成白芨。它是一种兰科植物的块茎，因为其颜色白，且块茎每年长一块，互相连及，所以古人就将其命名为"白及"。后来有人因为它是草本植物，所以就在"及"上加了草头，但实际上这是画蛇添足，反而

◐
药物虽然炭化了，仍具有本身的功效。

不能反映药物本来的特点。

为什么这里我要单独介绍白及呢？

因为它对治疗肺和胃肠的出血有特别好的效果。

效果好到什么程度呢？

有人做过这样一个实验：在狗的胃上戳一个小洞（大约1厘米见方），然后给狗喂白及粉，过一会儿再给狗喂米粥，最后把狗的胃打开，结果让人非常吃惊，米粥竟然一点儿也没从胃里漏出来！那原先戳的洞呢？都被白及粉给堵住了！

对于白及这么强大的修补力，除了赞，还能再说什么呢？！

最后还要提一句，要让白及发挥最大的止血作用，不能水煎服，而要研粉后吞服。

关于止血，我们就探讨到这里。

第二步：消瘀

消瘀，就是要把因血管破损而淤积在皮下、肌肉、脏腑、体腔里的瘀血（中医上也称死血、败血）彻底清除掉，相当于对出血现场的清理和打扫。只有将瘀血彻底清除，人体内部的道路（血管和经络）才能恢复通畅，脏腑功能才能健康、有序地运转。

消瘀的方法相对简单，酌情选择两三种前面提到的化瘀止血药即可。

第三步：宁血

宁血，就是要彻底消除人体的出血隐患，亡羊补牢，有时还是非常必要的。

出血的隐患主要来自三个方面：

1. "热血沸腾"。

这里的"热血沸腾"并不是指情绪激昂，而是真正的血热。这对身体来说，是一件非常不好的事。因为血热的后果就是血管扩张，血流速度加快，血管压力增加，是人体各种出血症的头号杀手。

什么原因会导致"热血沸腾"呢？当然是内环境的温度过高。

炎热的内环境会把身体变成一个"火锅"，"锅子"里的血液在内火的煎熬下会不断变热而"沸腾"，最后导致血管破裂而出血。中医将这种情况称为"血热妄行"。

对付"热血沸腾"的方法就是凉血。

凉血最有效的方子叫"犀角地黄汤"。

犀角地黄汤，出自张仲景《伤寒论》。组成：犀角（现在因动物保护而禁止使用，临床常用水牛角代替）、赤芍、生地、牡丹皮。别看它只有四味药，但是，几千年来，在对付血热出血上，仍然无出其右者。

2. 血管薄弱。

血管薄弱主要有两种情况，一种情况是因为血管壁薄而脆，所以易破损出血；另一种情况是血管通透性高，血液容易从管腔中溢出而引起出血。

导致血管薄弱的主要原因在于卫气不足。

前面讲营卫时，我们曾讲过，卫气的作用是严防死守。死守，守的就是人体的气血津液，使其不无端流失。所以，决定血管牢固程度的，就是卫气的强弱。

卫气的强弱又取决于什么呢？

脾胃。

只有脾胃这个"后天之本"能正常运转，饮食中的精微物质才能不断地转化为卫气，为人体构筑坚实的防线。所以，脾胃盛，则卫气足，血管坚固；脾胃衰，则卫气虚，血管薄弱。

要解决血管薄弱引起的出血，最好的办法当然就是健脾胃、强卫气，而最管用的方剂叫"归脾汤"。

归脾汤，由人参、炒白术、黄芪、当归、茯神、远志、龙眼肉、酸枣仁、木香、甘草、生姜、大枣等药组成。因其具有使血液重新归于脾的统摄而不溢出血管之外的强大功效，故名"归脾汤"。

3. 血管淤塞。

血管淤塞的原因，是血液中"垃圾"过多。

血液中的"垃圾"从哪里来？

多半是来自饮食。

参看197—201页有关"无形之痰"的内容。

在经济条件日益提高的当下，很多人吃得好，喝得多，再加上运动少，于是过量的蛋白质、脂肪无法被人体利用和消耗，只能存储在体内，时间一久，这些长期不用的脂肪、蛋白质就成了"过期产品"，不但对身体无益，反而成了"垃圾"。

这些垃圾有些堆积在脏腑（如脂肪肝），有些堆积在皮下（如肥胖），有些更是进入血管（如高血脂），这些都是人体极大的出血隐患。

血管中的垃圾和出血有什么关系呢？

我们可以从黄河泛滥中找到答案。

黄河中的泥沙在水流缓慢处不断堆积，导致河床抬高，最后冲毁堤坝，导致灾难。

血液中垃圾过多的后果也类似。

垃圾在血管中堆积，导致血管阻力越来越大，最终，血管无法承受而破裂出血。

对付血管淤塞的办法是清理垃圾以及疏通血管。

具体方剂则可以参考前面垃圾大扫除中讲过的二陈汤加浙贝、地龙、丝瓜络、通草、大黄。

经过以上三方面的全面整治，现在出血的隐患已经完全消除，对于多数出血量不多、病程也不长的患者，到这一步已经大功告成。而少数出血量大或者长期慢性出血导致血虚的患者，则还需要进行最后的善后工作——补血。

第四步：补血

血虚者需要补血。

需要提醒大家的是，血虚并不等同于贫血。

两者有什么区别呢？

简单地说，两者的区别就是，血虚比贫血的"标准"更严格。

贫血，通过化验检查，只要红细胞、血红蛋白低于标准值就可以诊断，而诊断血虚则需要依据十大症状。

血虚的十大症状又是什么呢？

可以概括为一句话：一黄五白四不养。

一黄，脸色萎黄。也就是黄而晦黯，黄而没有光泽。

五白，脸色白，指甲白，嘴唇白，舌质淡白，眼结膜色淡而白。

四不养，血不养心则心悸、心慌，血不养发则毛发干枯无光泽，血不养肝则视物模糊、筋脉拘挛，血不养头目则头晕目眩、记忆力下降。

当然，这十大症状并不是必须全都出现，其中脸色萎黄和苍白可以二选一，其余症状具备2/3以上即可确认为血虚。

血虚者需补血。

补血最有名的方子叫"四物汤"。因为由熟地、当归、白芍、川芎四种中药配伍而成，故名"四物汤"。

四物汤，最早记载于唐朝蔺道人所著《仙授理伤续断秘方》一书，原用于跌打损伤后瘀血作痛。但那时的四物汤，藏在深闺人未识，默默无闻。

四物汤的"走红"，源自一本书。

一本在当时医学界的畅销书。

这本书叫《太平惠民和剂局方》。

在那个没有炒作也没有所谓"中医热"的年代，一本医书是怎么成为畅销书的？

首先，这是一本有"背景"的书。

主持编著此书的并不是一般的医生，而是宋朝的太医院（当时最高等级的官方医疗机构），所以这本书具有官方背景，相当于现在的药典和用药指南，权威性极高。

其次，这本书采用了某某病用某某方（药）的编撰方式。也就是将各种疾病分门别类，详列症状，最后附以治疗的药方（或成药）。

这种方式带来的最大好处是简单、好用。

这就"方便"了当时很多的庸医（别说现在中医界的庸医多，其实历朝历代，中医界都是庸医多良医少）。

按图索骥，照病开药，我方便，你快捷，重要的是还不会有"医疗纠纷"！

你看，国家颁布的药典上，你这个病就是吃这个药的，吃不好我也没办法，吃了更严重了，这也不能怪我，我的用药是严格按照国家标准来的。

就因为以上两个原因，《太平惠民和剂局方》刊行后就大卖特卖，如果当时有图书排行榜之类的，估计本书可以雄踞榜首 N 年……

四物汤不但幸运地被这本书收录，而且其用途不再是治疗跌打损伤，而是摇身一变，成了治疗妇科疾病的重要方剂。

在该书第九卷"治妇人诸疾"门，"四物汤"条下是这么写的：

既权威，又编排科学，更主要是契合民众需求，难怪畅销。

（该方）调益荣卫，滋养气血。治冲任虚损，月水不调，脐腹亏痛，崩中漏下，血瘕块硬，发歇疼痛，妊娠宿冷，将理失宜，胎动不安，血下不止，及产后乘虚，风寒内搏，恶露不下，结生瘕聚，少腹坚痛，时作寒热。

这些文字虽然有些久远，但还比较好理解，而且四字一句，朗朗上口，读起来很有美感（不得不佩服中国文字的魅力）。如果你还是看着烦，那也没关系，我再来给你翻译一下，这段话的大概意思就是：得了妇科病怎么办？快用四物汤来对付它！四物汤，你值得拥有！

就这样，在《太平惠民和剂局方》的大力推荐下，四物汤一举成名，被广大医生和患者所熟知。随后，清朝名医叶天士又提出女子以血为本，以肝为先天（肝藏血），四物汤的声誉更是到达顶峰，被后世医家誉为妇科第一良方。

直至今日，四物汤仍然在中医妇科有着绝对的"统治力"。如果你曾经因妇科病而去看过中医，我敢打赌，医生给你开的药方十有八九是以四物汤为基础的。而在闽南一带，至今还有用四物汤和食材一起炖汤给女性滋补身体的习俗。真可谓，四物恒久远，一方永流传。

实践证明，四物汤强大的补血能力是经得住考验的，是治疗各种血液亏损性疾病的首选，但是，得排除一种情况。

这种情况就是急性大量的失血。

这是所有出血病中最可怕的一种情况。

因为它会直接导致休克。

这可是分分钟要人命的节奏。

这个时候，你要是再拿四物汤出来对付，血还没补上，患者的命可能已经没了。

那又该怎么办？

对于这种情况西医可以输血、输液，可以升压、强心，同时还有各种急救手段。那中医呢？这个多数人眼中的"慢郎中"这个时候还有招吗？

有！

虽然没有现代医学的各种急救措施，中医还是通过自己的思索和研究，找到了应对这种急性大出血的解决之道。

具体办法就是"补气"！

补气，就是补充人体的元气。

元气是什么？

元气就是能量，是人体细胞进行各种生理活动所需的能量。

所以，补气的实质，就是给人体增加能量。简单地说，就相当于给电池充电。

而大出血导致的休克，根本原因在于血液流失后人体能量和营养物质急剧减少，细胞因此失去活力甚至死亡。如果人体丧失的能量能在短时间内得到补充，那么，失血对细胞造成的严重影响就可以被消除，从而解决燃眉之急。

"慢郎中"也有救急招，且不是直通通地救，而是更进一层，从相关的"根"上救。

这就是中医上著名的治疗急性大出血的理论：有形之血不能速生，无形之气所当急固。

理论有了，实际操作呢？

如果无法找到一种药物可以给人体"快速充电"，那么，这一理论只能是空谈。

中医能找到这一救命的"仙草"吗？

能！

它就是——人参。

人参的补气作用有多强？

看看李时珍在《本草纲目》上记载的一个有趣实验就知道了。

这个实验是这样的：让两个体质差不多的青壮年同时跑三五里路，其中一个口里含人参，另一个则空口，结果空口者跑完气喘吁吁，而口含人参者依然呼吸平稳。这就证明了人参确实具备强大的补气（充电）能力！

所以，李时珍给了人参一个至高无上的赞誉，称它可以"回元气于无何有之乡"。

凭借人参这一法宝（这里要感谢一下自然造化的神奇），中医不但解决了急性大出血患者如何救命保命这一难题，而且大大缩短了患者康复所需要的时间。因为在人参的补气作用下，不但人体各细胞的基础代谢得以维持，而且消化器官、造血器官的工作能力也得到大力增强，这样，失血的患者就可以在更短的时间内"满血复活"，恢复健康的身体。

23

寒

寒是对人体威胁最大的外邪。

尤其是在两千年前的中原地区，不但当时的年均气温远低于现在，而且人们御寒的设施和条件也相当落后，所以寒邪理所当然地成了威胁人体健康及生命的头号杀手。

寒邪的杀伤力有多大？

一位医生在他的回忆录里如此写道："余宗族素多，向余二百，建安纪元以来，犹未十稔，其死亡者，三分有二，伤寒者十居其七。"一个两百多人的大家族，在十年不到的时间里，死于寒邪的就高达半数（一百多人），你说寒邪可不可怕？

也正是由于寒邪的咄咄逼人，激发了这位医生奋起抵抗，誓与寒邪一决胜负的斗志与决心。

在经历无数个不眠之夜和对先人医著的刻苦钻研（勤求古训，博采众方）之后，这位医生终于破解了寒邪的所有招数，使无数在寒邪的淫威下挣扎的病患得到救治并且康复。同时，他又是一位无私的医生，为了能让自己的研究成果解救更多被寒邪夺取健康的人们，他丝毫没有隐藏自己战胜寒邪的手段和方法，而且将其撰写成书，并无偿公布于众！

他的卓绝医术和高尚医德，使他成为中医史上一座无法逾越的丰碑，令无数后人高山仰止，顶礼膜拜！

他所写成的和寒邪做斗争的医书，成为和《黄帝内经》并列不朽的中医传世经典。

这位医生就是被后人誉为医圣的张仲景。

他写的那本书叫《伤寒杂病论》。

然而，不久之后，这部书就失传了。

失传的原因当然不是张仲景后悔了，把写成的书销毁了，而是因为战乱。

张仲景生活在东汉末年，书写成不久，历史就进入三国时期。兵荒马乱的，人命都朝不保夕，几卷医书，自然也不会享受特别待遇。就这样，仗打完，书也失传了。

对历史的滚滚车轮来说，丢本书确实不算个事儿，但对中医来说，这绝对是一件天大的事儿，一件让历代中医遗憾不已的事儿！因为，从此以后，世间再无仲景《伤寒杂病论》的全本！

不幸中万幸的是，仲景所写的书，在一百多年后被找到了一部分。

这个时候，三国战乱已经结束，国家恢复统一（西晋），人们生活安定起来，时任太医令的王叔和通过长时间收集、整理、撰次，终于使仲景的医书重见天日，但原本十六卷的《伤寒杂病论》，王叔和只找到了十卷有关伤寒的部分，所以定名为《伤寒论》。

可是，晋朝短暂的统一之后，国家再度四分五裂（南北朝），所以王叔和整理的书，并没有广泛流传，《伤寒论》再度失去了踪迹。

而有幸看过《伤寒论》的医家，则无不视其为珍宝，秘不示人。唐朝，一代药王孙思邈无缘一睹其真容，只能在《千金要方》中无奈地感叹：江南诸师，秘仲景要方不传。

这个时候的《伤寒论》，已然成了医生眼中的《葵花宝

《伤寒杂病论》的流传，惊心动魄！

典》，只要学会书中的"秘方"，就能傲立潮头，成为医学界的一代宗师。可是，《伤寒论》又在哪里呢？

也许老天爷也不忍心"私吞"这本治病救人的"神书"，在苦苦等待六百多年后（北宋），《伤寒论》终于重现"江湖"。当时的节度使（相当于现在的省军区司令员）进献给宋太祖赵匡胤《伤寒论》十卷，计二十二篇。随后宋政府指定医官进行校正、刻板、印刷、发行，从此，《伤寒论》才得以真正流传于世。

《伤寒论》的书是有了，但想因此而成为医学中的顶尖高手却还是很难。

为什么？

因为《伤寒论》很难懂。

历经战乱之后的《伤寒论》早已不是张仲景写的《伤寒杂病论》的原貌了，当年王叔和在收集、整理、抄写的过程中难免存在很多错简、缺失的内容，其间还难免混入王叔和的个人看法和意见，再加上古人的书，常常言简意丰，所以这本残缺版的《伤寒杂病论》在今人读来，无异于天书。

不要说现在读起来困难，即使在古代，《伤寒论》也是一本极其难懂的医书。

清朝名医黄元御就饱受《伤寒论》的困扰。

困扰到什么程度？

苦读三年，却还是茫然无所得。

所以，初学中医者，我绝对不主张去读《伤寒论》。第一，事倍功半，花了大量的时间和精力，却收获极少，甚至毫无收获。第二，容易被书中条文所局限，管中窥豹，按图索骥，反而丢失了《伤寒论》辨证论治的精髓。

那什么时候才可以读《伤寒论》？

我个人的建议是，只有在系统学习中医基础理论、中药学、中医诊断学、中医方剂学，对中医已经有了一个十分扎实的基础，再在临床实践中摸爬滚打一番，对中医的辨证施治有了一定的心得体会之后，才可以读《伤寒论》。

《伤寒论》之所以被后世医家推崇备至，那是因为它不仅仅给出了对付寒邪的各种具体方法，更重要的是，它提出了治疗疾病的法则：知犯何逆，随证治之！

医道

老子在《道德经》中说："有物混成，先天地生，寂兮寥兮，独立而不改，周行而不殆，可以为天地母，吾不知其名，字之曰道。"所以，道，就是宇宙的至高法则。

《伤寒论》提出的"知犯何逆，随证治之"这八个字，也正是中医的至高法则，是中医治病必须遵循的根本法则，它就是中医之道！

那什么叫"知犯何逆，随证治之"呢？

其含义就是：通过望闻问切，仔细辨证，了解疾病的部位、深浅，邪气的轻重，正气的强弱，然后选择合适的应对方法，以实现邪去正安、疾病康复的最终目的。

具体来说，就是要在治疗过程中，及时察觉外来邪气和人体正气之间的盛衰对比情况，然后研究制定最佳"作战"（治疗）方案。

一、正气盛，外邪浅

人体正气强盛，外邪入侵较浅，病程较短者，可以疾攻。用发汗、涌吐、攻下等方法，集中火力打一场漂亮的歼灭战，一举消灭外邪。

二、正气弱、外邪深

人体正气衰弱，外邪入侵较深，病程漫长者，则必须缓图。

怎样缓图呢？

越王勾践的卧薪尝胆就是最好的榜样。

这就要求我们在治疗过程中，要学会"忍气吞声"，学会对邪气示弱，不用任何攻邪的药物，而是用补养元气的方法，润物细无声，慢慢壮大自己的力量，等到正气旺盛，足以对抗邪气的时候，再发动反攻，一雪前耻。

如果在对付外邪时不弄清敌我双方的力量对比，该出手（攻）时不出手，或者不该出手时乱出手，那么，将会给人体带来极大的危害，小则疾病加重，重则危及生命。

蒲辅周老先生（对，就是曾经用中药成功制止了乙脑大流行的那位传奇医者）就曾治过这样一个病人：

某中医男，35岁，平素常常咳嗽带血，春季受风后咳嗽加重，头晕，微恶寒，午后发热，精神疲乏，食欲不振。有病那就得治啊，虽然自己就是中医，但俗话说，医不自医（抱着这种观念的医生，其实也就是自己水平有限，没把握，或者说没胆量给自己下药，于是炮制出这么个说法），所以就请了其他医生来会诊。

请来的这位医生一听说患者平时咳嗽带血，马上就断定这是阴虚火旺（想当然害死人啊），认为该重用阿胶、二冬、二地、百合、知母、地骨皮、沙参之类来滋阴降火润肺。患者一听，对，有道理，书上说痰中带血是肺阴虚的特征（学中医，如果没有辨证思维，而是按图索骥、生搬硬套，同样会害死人），于是不再有任何疑问，开始照方吃药。

就这样坚持吃了快一个月，病情不但没有任何好转，反而逐渐加重。先是体力越来越差，连床也起不来了；接着又发展到神志不清，不能言语，而且每天中午必排出青黑水一次。

患者家属开始疑惑了，原本好端端一个人，只不过偶感风寒，怎么治着治着反而快没命了？这中间问题到底出在哪儿？现在又该怎么办呢？

这时正好遇上蒲老回乡探亲，患者家属对蒲老的大名早有耳闻，于是赶紧把蒲老请来，看看这病还有没有得治。蒲老对病人进行了仔细的望闻问切，并翻阅了之前用过的药方后，轻轻地叹了口气。

患者家属急切地问：这病治不好了吗？

蒲老摇了摇头，说：治倒还有得治，只是如果疾病初起时就用解表祛邪的方法，身体早就康复了，哪会有现在这么严重的后果。你看病人现在面色不泽，肌肤甲错，牙齿干枯，舌苔薄黑无津，脉象六部皆沉伏而数，这是由于误用滋补，以致热邪深入人体，煎熬津液，造成津枯液竭，这才有了现在的危局。目前治疗只有一个办法，那就是益气生津、扶阴救液，慢慢等患者元气恢复，才有希望痊愈。说完，给开了一张复脉汤去麻仁，加生牡蛎、西洋参的药方。

这就是典型的内环境干燥，就像多日不下雨，大地龟裂一样。

一晃十天过去了，病人的病情虽然没有再恶化，却也不见任何好转。家属着急了，于是去找蒲老问，能不能有更好更快的办法？

蒲老的回答很简单：办法只有一个，那就是等。

等，等等等等，莫非要等到花儿都谢了？

可是除了等，又有谁有更好的办法？

既然没有办法，那就只能等！

其实在蒲老坚定的眼神中，还是有些许无奈的。目前的患者，津液元气已经极度匮乏，不要说无法驱赶邪气，即使维持脏腑的正常运转都有困难。这个时候，只有先牢牢守护好仅剩的这点星星之火，使其在药物的资助下渐渐壮大，最后才可能实现燎原之势，取得和邪气决一死战的机会。

这像极了当年土木堡之变后的北京城。一边是瓦剌大军围城，一边是己方主力几乎全军覆没，城中只有老弱病残及少量的守城部队。眼看国破家亡的悲剧已经不可避免，可是临危受命的兵部尚书于谦，却用他的毅力和智慧，最终力挽狂澜，完成了一个看似不可能完成的任务，最终保住了北京城，也挽救了大明王朝。

于谦成功的奥秘无非两点：一方面全城总动员，固守京师，以稳定军民的情绪；另一方面增调全国所有可用之兵，加紧操练，尽最大可能打造兵械，装备军队。正是通过这一无比正确的决策，于谦在短时间内逆转了敌我双方在军力上的优劣地位，最终一战而胜！

现在的蒲老，就如当时的于谦。

他所面对的病人，就如于谦当时面对的风雨飘摇的明王朝。

蒲老心里非常清楚，这个方法要最后取得成功，需要有两个条件：第一，需要患者家属绝对的信任，坚定不移地补津液、养元气，这一点现在已经做到了；第二，在正气壮大之前，邪气一定不能再发动攻击，不然以目前的状况，人体尚不足以有效地进行抵御。这一点，就得赌运气了。

所以，谋事在人，成事在天，现阶段能做的唯一的事，就只能是等。等元气慢慢恢复，等有机会、有实力和邪气决一死战。

在蒲老的英明决策和家属的精心护理之下，患者的病情终于开始有了转机。

药服用至第15天，原先每天的腹泻停止了。

去牡蛎后再服至第20天，患者的齿舌渐渐滋润，脉也慢慢较前有力，可以达到中候了。

服至第23天，脉更加有力，轻轻一按就能摸到。

就在大家略松一口气的时候，意外出现了。

当天晚上，患者家属慌慌张张地跑来找蒲老，说：不好了，病人突然四肢厥冷、烦躁不安、浑身战抖，您老快去看看，是不是病情恶化了？

蒲老赶过去一诊脉，原先已达浮候的脉象，突然变得无处可寻，患者四肢厥冷，却又无汗，虽然战抖如疟，却没有二便失禁，这明显不是元气虚脱的亡阳证，那为什么原本在逐渐好转的病人会突然出现这样的变化呢？

蒲老蹙眉沉思了起来，突然，一段《伤寒论》的条文从脑海中闪过："太阳病未解，脉阴阳俱停，必先振栗，汗出而解。"

想到这里，蒲老一拍额头，对了，原因就在这里了。但现在情况紧急，来不及详细解释，他让家属赶快把原来的药再煎一副，让患者趁热喝下。另外再热敷患者的小腹、中脘、两足。不一会儿，就见患者全身微微出汗，烦躁平息，渐渐睡着了。

这时，蒲老才长出了一口气，他心里明白，经过这一"战"，患者取得了和病邪斗争的胜利，后面再也不用担心了。

看着迷惑不解的家属，蒲老微笑着说：刚才病人的这种情况叫"战汗"，是元气恢复到一定程度后，和体内的邪气发生剧烈争斗而造成的。如果争斗的结果是正气胜利，那么身体就会逐渐好转，反过来，如果正气失败，那么病情会迅速恶化，甚至死亡。刚才我让你们做的，就是要在这个关键时刻，再帮正气一把，从而提高取胜概率。现在正气获胜，邪气退却，你们可以放心去睡觉了。

第二天，患者汗出如洗，但气息平稳、脉象缓和，蒲老嘱咐仍旧用复脉汤加西洋参。到第四天，患者开始能讲话。然后又出了三天少量的黏汗，患者开始食欲增加。改用复脉汤加龟板、枸杞、西洋参，服用十多天后，患者开始下床行走，饭量增加。于是停药，饮食调理而完全康复。

所以，初感外邪的时候，一定要先攘外（祛邪），否则，当断不断，反受其乱，最后导致局势失控。而当病邪深入、正气衰败的时候，一定要先安内（扶正），不然，以卵击石，自取灭亡，就会离成功越来越远。

三、正邪势均力敌

最后还有一种情况，正气不强，无法将入侵的邪气完全消灭；但是邪气也不盛，因此也无法深入人体内部，造成更严重的损害。正邪双方处于一种大眼瞪小眼，谁也拿谁没办法的状态。

对付这种状况，首要任务是要打破敌我双方的相持状态。这就需要一边扶正，用最快的速度增援人体的正气；另一边还不能忘了祛邪，迎头打击入侵邪气的嚣张气焰，这样正涨邪消，人体才能重新夺回健康的控制权。

友情提醒，治病如打仗，用药如用兵，在和外来邪气斗争的过程中，一定要知己知彼，谋定而后动，这样才能用最小的代价换来最大的胜利。

对付寒邪也是如此。

知己就是要了解身体正气的强弱盛衰，而后决定是攻是守。

知彼则是要摸清寒邪的特点，这样才能在它的七寸上给予致命一击！

寒邪的三板斧

寒的威力，在冬季肃杀的景象中就可以看到：天寒地冻，草木凋零，万物潜藏，只留下白茫茫大地真干净！

一、寒邪的三板斧

寒之所以能有这么大的威力，全在于它厉害的三板斧。

第一板斧：降温。

寒可以使生物体内热量急剧减少和流失，造成生物体内环境温度快速下降。这时寒邪的第二板斧又接踵而至。

第二板斧：收缩。

随着内环境温度的下降，热胀冷缩原理开始发挥它的威力。受热胀冷缩的影响，人体的血管、肌肉开始收缩，甚至痉挛。血管的收缩、痉挛会严重影响人体血液循环，造成细胞缺血、缺氧、功能衰退，甚至死亡。骨骼肌的收缩、痉挛，可以造成脊柱（包括颈、胸、腰背部）、关节、四肢的拘急疼痛、活动不利。而平滑肌的收缩、痉挛则可以造成各种绞痛（胆绞痛、肾绞痛）和哮喘（支气管平滑肌痉挛）。

可这还不是最糟糕的。

更可怕的是最后的第三板斧。

第三板斧：冻结。

内环境的温度如果继续下降，人体内将会上演一部灾难大片——《后天》。

你身上的血液、体液、淋巴液等一切液体将因为温度的下降而变得越流越慢，直至完全冻结而无法流动；体内各种活性物质（酶、神经递质等）因为温度过低而失去活性；所有细胞因缺乏能量而无法工作、代谢……当热量消耗殆尽，生命也就此黯然谢幕。

总之一句话，没事千万别去招惹寒邪，不然分分钟就可以把你虐到生无可恋。

鉴于寒邪恐怖的杀伤力，我这里只想提醒一句话：珍爱生命，远离寒邪。

二、寒邪侵袭人体的主要方式

惹不起，我总躲得起吧！

但躲也是要有方式方法的，要有效躲避寒邪的攻击，以下是重点：

1. 寒邪在冬季势力最为强大。

冬季寒邪攻击力最猛，但由于此时人们心理准备充分，预防措施到位，所以寒邪经常有劲无处使，只能干瞪眼干着急。

如果这时你自恃身体强壮，不把寒邪放在眼里，时不时出去游个冬泳，在家洗个冷水澡，或者大冬天到雪地里去秀秀肌肉，那么极有可能会遭遇寒邪的袭击而犯病。

2. 寒邪最容易攻击得手的季节是夏季。

炎炎夏日，很多人最理想的状态是：空调 WiFi 西瓜，葛优同款沙发，夕阳西下，我就往上一趴。

殊不知，就在你享受"透心凉"的舒爽时，另一个"透心凉"的隐患也悄悄埋下。

由于炎热，人体毛孔开张，体表防卫松懈，为寒邪的入侵提供了极大便利。更要命的是，在冬天被严防死守的寒邪这会儿反而成了大家热烈欢迎的宠儿，哪儿凉快去哪儿，什么冰冷吃什么，寒邪不费吹灰之力就可以大摇大摆地进入人体。而一旦进入人体，寒邪就会马上露出它狰狞的面目，施展出它的三板斧，极大地危害人体的健康。

要想在炎热的夏季避开寒邪的袭击，请记住以下忠告（可能比较逆耳）：

从地面温度可能高达五六十度的户外进入室内后不要马上开空调！

在洗完澡，毛孔尚处于开张状态时不要马上开空调！

剧烈运动出汗后不要马上进入空调房！

少吃或者不吃冷饮（包括冰西瓜）！

如果你能切实做到以上四条，那么恭喜你，你已经成功避开夏季90%的寒邪攻击。那还有10%呢？这剩下的10%的寒邪相对比较难防，因为它喜欢偷袭。

3. 寒邪善于偷袭。

除了夏季，大多数时间里，人们对寒邪是心存戒备的。所以寒邪想要攻破人体的防线，最常用的手段就是偷袭。

什么时候最适合偷袭？

当然是月黑风高夜，香甜入梦时！

当劳累了一天，人的精神和身体终于放松下来进入梦乡的时候，也就迎来了人一天中防卫最空虚的时段。

寒邪的偷袭，往往就在这个时候。

当你睡觉没盖好被子，当你贪凉睡在露天，当你睡觉时空调、电扇对着人吹……如果你这样做了，第二天起床的时候，你可能会十分"惊喜"地收到寒邪送来的"大礼包"：头痛、浑身酸痛、咽痛、鼻塞、流涕……

除此之外，年老体弱者及儿童，由于自身抵抗力差，所以也常常成为寒邪偷袭的目标，成为寒邪的受害者。

以上就是寒邪侵袭人体的主要方式方法。

寒邪和之前讲的风邪不同。风邪来无影去无踪，神龙见首不见尾，所以平时极难防备，只能通过加强人体自身的防卫能力来避免其攻击。而寒邪只在特定的时间（冬季、夜间）、地点（夏季的空调房）和状态（进食冷饮）下对人体发

善于偷袭的不止有风，还有寒，更可怕的是，它俩还常常结伴而行。

动攻击，只要你准备充分（要风度也要温度），不引狼入室（夏季不过于贪凉取冷），就完全可以避开它的袭击。

但百密难免一疏，即使掌握了寒邪的动向，有时也会因为疏忽而被寒邪钻了空子。躲不过去的时候，就要和寒邪奋力一战了。

新一轮的斗智斗勇即将展开。

要想在和寒邪的战争中，以最小的牺牲取得最快的胜利，那就必须要讲究战略和战术。

战胜寒邪的 N 种方法

兵法云：知己知彼，百战不殆。所以，要想打败寒邪，要做的第一件事就是认清敌我双方的力量对比。

敌我力量对比无非三种情况：敌弱我强，敌我相持，敌强我弱。这三种情况下，分别需要采用不同的战略、战术来对付。

一、寒邪弱正气强

本来这种情况下寒邪根本惹不出什么事儿来。可是呢，正气自恃强大就难免要嘚瑟，不但不拿正眼看寒邪，还时不时在寒邪面前抖威风。高兴了醉个酒，睡觉时不盖被子，大热天哪儿凉快往哪儿待，看你寒邪能把我怎么样？殊不知，此时此刻危险正在逼近。

由于和正气实力相差悬殊，平时寒邪并不会选择主动进攻。但这并不表示寒邪不想进攻，它只是在等待机会。

等待一个正气放松警惕、防线出现漏洞的机会。

（一）寒邪入侵体表

正气的嘚瑟，给了寒邪逆袭成功的机会。

此时的人体，不但防卫懈怠，而且主动引"寒"入室，这对寒邪来说简直就是天赐良机，不趁机偷袭一把，简直对不住正气的"好意"。

于是，寒邪发动了迅雷般的偷袭。

等正气反应过来的时候，边防已经失守。

此时，在入侵寒邪的淫威下，人体外围已经乱作一团。

首先是头痛。当然不是因为被寒邪打了个措手不及而感到头痛，而是真的头痛，而且痛得不轻。即使用头痛欲裂、痛如刀劈来形容也一点儿不为过，严重的甚至会痛到呕吐。

痛的部位以后脑勺为主，并牵掣至项部，常常影响到低头、抬头、转脖子等颈部的正常活动。这对爱美人士绝对是一个坏消息。什么顾盼生姿啦，什么回眸一笑啦，对此时的你来说，就是一个遥不可及的梦想。你只能一边昂着头，保持目不斜视的姿势，一边接受别人对你"高傲、目中无人"的背后议论。而你唯一能有的反应就是：宝宝不说话，宝宝心里苦啊！

其次是全身关节肌肉痛。不但痛彻心扉，而且虐你到生活不能自理。为什么？因为寒邪带来的收缩效应，可以分分钟把你的肌肉、肌腱、韧带变成绷紧的弹簧，让你连弯腰捡个东西都变成奢望。

最后是冷。冷到让你生无可恋，冷到让你怀疑人生。即使在大夏天，穿上棉衣棉裤，再盖上三四层被子，你还是冷，还是感觉到嗖嗖的冷风从毛孔往身体里钻。如果再扇点风，即使是扇子扇的风，也能激起你一阵阵的鸡皮疙瘩和瑟瑟发抖。

于是你感叹：我在南方的艳阳里大雪纷飞，真想来一场酣畅的大汗淋漓……不过，关于出汗这个事儿，现在也就只能想想，因为，在寒邪的控制下想要自己出点儿汗，连门儿都没有。

不出汗主要是因为寒邪勇猛，它不只打过来了，还顺手关了门（闭塞毛孔），企图对人体来个大围剿。但是，在中医眼里，一切外邪都是纸老虎，我们有的是办法叫它有来无回。

但寒邪的作乱，也仅限于此。

早已回过神儿来的正气重新召集兵力，构筑起新的严密防线，寒邪再也无法深入半步。于是乎，双方在体表对峙。

这一状况，正是张仲景在《伤寒论》中描述的："太阳之为病，脉浮，头项强痛而恶寒。"

此局该怎么破？

一个字：攻！

由于此时人体正气兵强马壮，寒邪仅仅靠偷袭得手，且立足未稳，所以最佳的战略方针就是强攻，这样就能速战速决，一鼓作气把寒邪驱逐出境。

那如何来发动对寒邪的强攻呢？

这就需要使用发汗的方法来实现。

发汗法的使用说明书：

工具：麻黄汤。

组成：麻黄、桂枝、杏仁、甘草。

使用方法：上述药物煎水后温服，喝完赶紧盖上被子睡觉，等到人体微微出汗（覆取微似汗）就大功告成。如果服完不出汗，症状仍在，可以两小时后再服一次，喝完仍旧盖被子睡觉，直至汗出病退为止。

忌口：主要要忌生冷。什么算生冷呢？主要有两大类，生食和冷饮。比如冰激凌、冰镇饮料、冰啤酒、瓜果、刺身等。为什么要忌生冷？因为体表已经被寒邪攻陷了，如果你再吃生冷，莫非是想让寒邪来个内外夹攻？所以，生冷必须忌。

此外，如黏滑、酒酪、鱼腥等物也应该少吃。此类食物易被寒邪"威逼利诱"，变成痰浊垃圾，堵塞人体的气道、经络，从而阻碍身体的复原。

多数情况下，我们借助麻黄汤就可以轻而易举将侵入体表的寒邪驱逐出境。

（二）寒邪入侵肺和膀胱

不过，有的时候，寒邪也会不走寻常路。

那它走什么路？

水路。

为什么？

因为寒对水有着无法抗拒的"亲和力"！

水一遇到寒，目光也呆滞了，脚步也迈不开了，动作也迟缓了……当然不是因为寒邪有那么大魅力，而是被"冻"住了。

自然界中的水路被冻住，会形成冰雪世界的美丽景观。可如果人体的"水路"被冻住，那就会造成不小的麻烦。

人体的水路要畅行无阻，主要靠四个"部门"的通力合作，它们分别是胃、脾、肺和膀胱。具体行程是这样的：饮（水）入于胃，游溢精气，上输于脾，脾气散精，上归于肺，通调水道，下输膀胱，水精四布，五经并行。

这段记录在《黄帝内经·素问·经脉别论篇》中的描述，如果用现代语言翻译过来，大致意思是这样的：

胃，相当于一个净水器。负责对进入人体的水液进行"过滤"。净化后的水液则被输送到脾（过滤下来的渣滓则被输送到肠道，通过大便排出体外）。

脾，是水液运输的中转站，起到一个"加压泵"的作用。通过脾的"加压供水"，水液才能到达负责"灌溉"的肺。

肺，是人体的"自来水厂"。肺将脾运输过来的洁净水，通过四通八达的水道，对人体进行由上而下的灌溉，给予各个组织器官充足的水分供应，使细胞能维持正常的新陈代谢。

膀胱，是人体的污水处理厂。肺供应给细胞的洁净水，经过细胞使用、代谢后变成含有大量废物的"污水"，这些污水最后都汇集到膀胱。膀胱通过定时开关，将这些污水排出体外。

这四个部门中，最容易受到外来寒邪攻击的是肺和膀胱。

对于这一点，肺是十分郁闷的。

前面讲的风邪，现在的寒邪，还有后面要讲的热邪、燥邪，肺的遭遇可谓是不断被伤害，从未被遗忘。

同样是身体内的脏腑，同样为身体工作，为什么受伤的总是肺？

其实原因很简单。肺通过鼻腔与外界环境息息相通，也就是说，在外邪面前，肺几乎没有任何遮拦和保护！所以，每当邪气入侵，肺总是首当其冲，成为受害者。

寒邪侵入肺，造成的后果就是原本用来灌溉全身的水被冻结，无法及时输送出去，这些水凝滞在肺里，堵塞气道，变成痰。这种痰由于是肺中洁净的水凝滞而成的，所以它的特点是质地清稀，或呈泡沫样，容易咯出（这和热痰的黄稠、湿痰的白黏有很大区别）。肺的气道被痰液堵塞，则会出现咳嗽气喘、呼吸不畅等症状。

临床上通过问诊痰的颜色、质地、多少、是否容易咯出来判断病因。

对付这种状况，除了要驱散寒邪，还需要将寒邪冻结在肺里的水饮化开，使肺恢复通调水道的作用。所以在选方用药上，也需要对原有的麻黄汤进行升级换代。

麻黄汤2.0版——小青龙汤。

组成：麻黄、桂枝、炙甘草、细辛、干姜、半夏、五味子、白芍。

功效：驱逐体表寒邪，温化肺中寒痰。

方意：以麻黄汤为"汤底"，主攻体表之风寒；以细辛、干姜、半夏为"主菜"，大力祛除肺中之寒痰，这两部分构成小青龙汤的主体。最巧妙的是又加入白芍、五味子为"佐料"，起到收敛肺气的作用，防止前面药物温散过度，损伤娇嫩的肺脏。全方攻守兼备，祛邪而不伤正，化痰而不损肺，价廉物美，诚居家旅行，哦不，散寒祛痰必备之佳品。

肺容易受寒邪袭击可以理解，那膀胱为什么也容易受寒邪侵犯呢？

又是秘密通道惹的祸！

在风邪里我们讲过风邪会通过秘密通道（经络）从肺偷袭大肠。

寒邪也一样。

不过这次寒邪利用的通道叫足太阳膀胱经。

足太阳膀胱经外部走行于头枕部、项部、背部及下肢后侧，内部和膀胱相联络，为人抵御外邪的第一道防线。我们上面讲的寒邪入侵体表，会造成头项强痛、恶寒等症，正是因为太阳经是寒邪入侵的第一战场，所以被称为"太阳病"。

寒邪既然侵入太阳经，当然不会错过进犯膀胱的机会。

寒邪一旦进入膀胱，施展它的撒手锏——冻结大法，膀胱的排水功能就会受到极大的影响，导致小便不利（不通畅，甚至解不出）的症状。膀胱的水排不出去，人体各处汇集来的水就无法进入膀胱，于是人体就会发出信号，阻止更多的水进入，这就造成了饮水即吐的症状。膀胱的排水出现故障后，人体的水循环无法进行，细胞因此无法获得足够的水分滋养，于是又会出现口渴的症状。

这一状况，就是《伤寒论》中所述的"小便不利，渴欲饮水，水入则吐，名曰水逆"。

如何快速有效地治疗"水逆"？五苓散就是不二之选。

组成：桂枝、炒白术、泽泻、猪苓、茯苓。

是不是看着觉得面熟？不错，这已经是它第二次前来"救场"了。如果你有印象，前一次身体内积水过多，导致舌头胖大有齿痕时，就是靠着五苓散的强大抽水功能将体内的积水一扫而光的。这次寒邪冻结膀胱导致废水无法排泄，自然少不了五苓散出手相救。

五苓散在解决寒邪侵犯膀胱造成的水逆问题上，主要采用了三大手段：

首先，用桂枝给膀胱加热解冻，使膀胱恢复正常的排水功能。其次，用白术健脾制水，恢复体内水液正常的升降循环。最后，借助泽泻、猪苓、茯苓的通利小便功能，将积存在体内的废水排泄一空。

这样，寒邪对肺、对膀胱的骚扰被一一化解。可寒邪还是不甘心，它决定要弄一点大的动静出来，这次它选择下手的对象是小肠。

（三）寒邪入侵小肠

为什么是小肠？

这是因为小肠和膀胱拥有一条同样名字的经络——太阳经（手太阳小肠经）。

进入小肠的寒邪会给身体带来什么样的麻烦呢？

下焦蓄血。

什么意思？

意思是进入小肠的寒邪这次"冻结"的不是水，而是血。

这下麻烦大了。

膀胱里的水被冻结，最多也就是出现排水障碍的身体症状，而小肠的血被冻结，则不但会出现血液瘀滞的身体症状——少腹急结（小腹拘急疼痛），而且会导致明显的精神症状——其人如狂（烦躁不安，胡言乱语）。但由于这回膀胱的排水功能未受影响，所以小便仍旧是通畅的。

十二经脉的气血循环流注，周而复始，如环无端，而邪气也会随着经脉的运行给人体不同部位带来伤害，及早发现及早治疗，邪气就不会再继续深入。

下焦蓄血之所以会导致精神异常，道理在瘀血病中我们已经讲过，就是因为血液瘀滞不畅通，最后引发了脑细胞的"路怒症"。

这局该怎么破呢？

用桃核承气汤。

组成：桂枝、桃仁、大黄、芒硝、甘草。

桃核承气汤在解决下焦蓄血问题上，也同样使用了三大招：

首先当然还是要散寒解冻，这一光荣又艰巨的任务自然非桂枝莫属。然后要让瘀滞的血液通畅起来，这一任务交给具有强大活血作用的桃仁去执行。最后，清扫战场的任务交给了大黄、芒硝、甘草（调胃承气汤），通过泻下的方式，将被寒邪冻结在小肠中的瘀血排出体外。

我把五苓散和桃核承气汤称为"姐妹方"。这两个方子如果放在一起对比着看，你会发现非常有意思。

（1）两个方都是五味药，都使用了桂枝，因为桂枝外可以散风寒，内可以温经脉，所以是解决寒邪入侵、人体内水或血冻结的不二之选。

（2）寒入膀胱，冻结的是水，所以五苓散使用了白术来补土（脾）制水；寒入小肠，冻结的是血，所以桃核承气汤用桃仁来活血行血。

（3）冻结的水，潴留在膀胱，需要通过小便排出，所以五苓散使用泽泻、猪苓、茯苓来利尿排水；冻结的血，瘀滞在小肠，只能通过大便排出，所以桃核承气汤要用大黄、芒硝、甘草来泻下排瘀。附带说一句，泻下为什么用甘草？这是因为用硝、黄的目的不是为了通大便，而是为了排瘀血，加了甘草，可以更好地保护脾胃，使其不受泻药的损伤。

如此一看，虽然包装（方名）变了，但一切还是熟悉的

这就是前面提到的，治病需时时顾护脾胃，就像打仗一定要保护好自己的粮仓。

味道，还是熟悉的配方！

先抓准病源，再因势利导，最后精准打击，这就是中医的制方之道。

从麻黄汤，到小青龙汤，再到五苓散，最后到桃核承气汤，寒邪虽然每次造成的麻烦不同，但我们使用的应对方法只有一个，那就是：进攻！进攻！再进攻！

寒在肌肉、血脉，那就用麻黄汤发汗解表；寒在肺，就用小青龙汤温肺化痰；寒在膀胱，那就用五苓散散寒利水；寒在小肠，那就用桃核承气汤泻下排瘀。总之一句话，寒从哪里来，就打得它滚回哪里去。打完问你服不服？不服就再打，打到服为止。打服了，人体也就恢复安宁了。

二、寒邪与正气相持

如果正气没有那么强盛，入侵的寒邪不但在体表站稳脚跟，并且企图进一步扩大地盘，那情形就完全不一样了。

此时，寒邪见正气软弱，便妄图得寸进尺。而正气虽然不足以把寒邪驱逐出境，但尚能自保，使得寒邪无法深入人体"腹地"。于是双方各占"半壁江山"，在人体的半表半里之间相互对峙。

对峙的后果，就是寒热往来。

寒邪发动攻势时，人体就会发一阵冷。正气奋力抵抗，双方激烈交战，这时就发一阵热。一场仗打下来，双方势均力敌，不分胜负，于是各自收兵，人体就暂时平静一会儿。经过休整，不甘心的寒邪再次发动进攻，于是又发一阵冷。正气再次抗争，就再发一阵热。结果还是谁也胜不了谁，于是再次恢复平静。

正邪交战，免不了互有伤亡，加上因双方征战，人体气血升降出入的道路受阻，脾胃受损，于是又会出现胸胁苦满，默默不欲饮食，心烦喜呕等症。这一状况，在《伤寒论》中被称为"少阳病"。

寒邪还是那个寒邪，可正气已经不是之前的正气了。这个时候就不能用强攻的方法来对付了，需要采用第二个方案——和解。

和解，就是双方坐到谈判桌前来谈。

当然，想要不费一兵一卒，光靠三寸不烂之舌，让寒邪乖乖退兵，并不是件容易的事。这需要在谈判时使用一定的技巧和方法。

其宗旨归纳起来不外乎六个字：忽悠、恐吓、安抚。

忽悠。就是自夸，怎么厉害怎么夸，从粮草充足到武器精良，从士兵勇猛到将帅多谋，一定要把自己夸成不可战胜的神话，让对方未战先怯，不敢再战。

恐吓。在对方心里打鼓、心生退意的时候一定要乘胜追击，用咄咄逼人的气势，让对方确信你打败他就像捏死一只蚂蚁那么简单，在对方心里留下挥之不去的阴影，最后谈笑间敌人魂飞魄散，只求快快退兵。

安抚。恐吓也需要讲究火候。当看到对方已经失去斗志，打算退兵的时候，一定要照顾对方的面子，给对方台阶下，这时需要好言安抚，什么永结同盟、互不再犯等等。如果一味恐吓，反而激起对方拼死一战的决心，那就麻烦大了。

能堪当这一和谈大任的，叫小柴胡汤。

组成：人参、甘草、大枣、生姜、半夏、黄芩、柴胡。

人参补元气，展示我正气之强大，军威之浩荡；甘草、大枣、生姜补脾胃，展示我粮草之充沛、装备之精良。四药通力合作，共同完成"忽悠"大任。

黄芩、半夏清热化痰、清扫战场，以显示我荡涤邪气之决心和能力，此为恐吓。

柴胡疏肝解郁，调节情绪，负责最后的安抚工作。既然寒邪已经有意退兵，那么大家就无须兵戎相见，双方坐下来，和颜悦色、心平气和地签订和解条约，一场大战终于在"友好"的气氛中结束了，人体也再次从寒邪的侵袭中恢复健康。

附带说一句，现在很多人拿小柴胡汤来治感冒是非常错误的。且不说风、寒、湿、热等邪气的入侵都可以引起感冒，即使是寒邪引起的感冒，初起时也应该以发散风寒为主，在第一时间将寒邪驱逐出境，以保身体的平安。如果寒邪尚在体表，就贸然使用小柴胡汤来和解，那就会引邪深入，反而使感冒加重，甚至缠绵难愈。只有当正邪双方相持不下，寒邪侵入人体半表半里之间的时候，才是小柴胡汤的用武之时。

这就是和解之道。

三、寒邪强正气弱

当然，要想和解，还是需要正气具备和寒邪对抗的实力才行。如果正气极度虚弱，那就根本不存在和寒邪讨价还价的余地。此时的寒邪会长驱直入，直达人体"腹地"，对人体造成严重的威胁。

人体的腹地最重要的三个堡垒是脾（太阴）、肝（厥阴）、肾（少阴），由于正气实行不抵抗策略（其实不是不愿意抵抗，而是实在心有余而力不足），这三大堡垒便毫无遮挡地暴露在寒邪面前。

寒邪的第一个目标就是脾。

为什么是脾？

因为脾是人体最主要的粮库（仓廪之官）。所谓兵马未动，粮草先行，粮草自古以来就是决定战争胜负的关键因素，所以理所当然地成为寒邪的第一攻击目标。而一旦脾被寒邪攻陷，那么人体的粮食生产和运输将陷入瘫痪，具体体现在三个方面：

（1）腹胀腹痛。这是由于寒邪攻占了脾的所在地。在它的淫威下，血液凝滞，血管、肌肉收缩痉挛，导致腹胀腹痛。

（2）吃不下东西或呕吐。由于脾被寒邪控制，对食物进行深加工（运化）的生产线被迫停产，因此只能拒绝新的食物加工订单。

（3）拉肚子。在寒邪的控制下，一方面脾无法为人体加工营养物质；另一方面，已经加工好的营养物质也无法被输送到需要的地方，只能任其顺着肠道流失、浪费。

此时对付的办法只有一个：卧薪尝胆。方法是不直接和寒邪发生对抗，只是悄悄地让脾这条生产线开动起来，以便养精蓄锐，渐渐壮大自己的力量。等正气足够强大之后，再一举反攻，将寒邪消灭。

能实现这一战略目标的方剂叫：理中丸。

组成：人参、干姜、白术、甘草。

全方四味药，但只为一个目标而奋斗，那就是努力实现脾的恢复！给脾一点温暖，让它开足马力，重回巅峰，为人体源源不断地生产出各种养料和物资。有了足够的养料和物资，正气才能渐渐兵强马壮。不知不觉间，你会发现，肚子不痛了，饭也吃得下了，不拉肚子了，曾经饱受寒邪欺凌的日子一去不复返了！所以，自身的强大，才是对抗外邪的最重要力量！

寒邪进攻的第二个目标是肝。

肝是人体最主要的血库（肝主藏血）。

血库的作用和水库一样，主要负责调剂人体各个组织、器官的供血量。如果血库被寒邪占领，那么人体边远地带

（肢体末端）的血液供应就无法得到保障，于是就会出现手足逆冷（肢体离心脏越远的位置越冷）、脉细欲绝的症状。

如果这一状况长时间得不到改善，那么，不但边远地带缺血，即使中心地带（大脑、心脏）也会出现缺血的状况，这就会导致更严重的后果，此时人体不但手足冰凉，而且精气神全无，一动也不想动，整天只想睡觉（但欲寐）。

所以，要想事态不向更严重的方向进展，在人体边远地带出现缺血征兆的时候，就一定要及时采取相应的对策。

具体的办法就是让血库中的血流起来。

堪当这一重任的方剂是：当归四逆汤。

组成：当归、桂枝、白芍、细辛、甘草、通草、大枣。

既然方子的名字叫当归四逆汤，当归自然就是这个方子中当之无愧的"带头大哥"。当归，味甘、辛，性温，身具三大绝招：暖肝、补血、活血。

暖肝，可以让被寒邪控制的血库"解冻"，这样血库就可以恢复原来的调剂作用。

补血，可以增加血库中的血液储备，使血库的调剂能力更加游刃有余。

活血，可以增强血液的流动性，使血液顺利地供应到人体的边远地带，流进每个角角落落。

所以，当归的这三大绝招，简直就是为寒邪犯肝而量身打造出来的利器。

当然，对于已经深入人体腹地、侵入肝脏的寒邪来说，光靠当归一个带头大哥的孤军奋战肯定是不行的，所以还要给当归配备一些精兵猛将一起战斗。

张仲景给当归配备的士兵是桂枝汤去掉生姜，另外加入了细辛和通草。

桂枝汤我们前面详细介绍过，有着张仲景群方之首的美誉。主要作用是祛风寒、调营卫。用在这里，就是利用桂枝汤能温、能补、能通的特性，可以和当归的三大绝招配合得天衣无缝，使当归在作战时可以左右逢源，功力大增。

那为什么要用细辛和通草来替换生姜呢？

一增一减，正显经方之妙。

因为此时人体正气虚弱，需要尽量避免和寒邪正面对抗，这样才能最大限度减少自身力量的损耗，慢慢壮大自己。所以专注于对抗寒邪（发散风寒）的生姜被下岗，而善于搞地下工作（温通经络）的细辛、通草悄悄登场。

就这样，在当归四逆汤的努力奋战下，肝已暖，血已旺，我的血流很通畅！徒留寒孤单在肾脏，悲伤。

《伤寒论》中的方，之所以被称为经方，就是因为张仲景真正把用药如用兵做到了极致，运筹帷幄，决胜千里，每一方，每一药，都已经出神入化，赞无可赞！

最后来看寒邪进攻的终极目标：肾。

肾之所以重要，是因为它是人体的根基，掌管着人出生后的生长、发育，以及成人后的生殖、繁衍的大权。通俗地讲，你出生以后的身高、体质、寿命（指不生病状态下可以活的最长时限）、性功能都是肾的管辖范围。肾掌管的是人体最核心的机密——DNA！所以中医称之为"先天之本"。

除此之外，肾还是人体最主要的水处理工厂（和膀胱合作）。全身的水液经过细胞的使用、代谢之后全部汇集到肾，经过肾的过滤，部分的洁净水回收，继续供身体使用，而含有大量废物的污水则输送给膀胱，排出体外。

当寒邪侵入肾的时候，最先出问题的就是这个污水处理厂。

如果你有印象，这已经是人体污水处理厂第二次出问题了。上次是寒邪侵入膀胱，导致污水无法排放，人就会出现小便不利，口渴，水入则吐的"水逆证"。

这次情况则更加严重。

由于寒邪的深度入侵，整个腹腔被阴寒笼罩，肾对人体水液的过滤、回收和排泄全面停工，无法处理的水液便四处横溢，所以人体会出现腹痛、小便不利、四肢沉重疼痛或水肿、腹泻（自下利）等诸多症状。

要摆脱当下的困境，就需要尽快让肾这座污水处理厂重新运转起来。

而这一任务，显然不是排水专用的五苓散可以完成的，我们需要另一支队伍：真武汤。

组成：附子、生姜、茯苓、白芍、白术。

附子温肾，是重新启动污水处理厂，使其恢复正常运转的核心药物。生姜散寒、茯苓利水、白芍行血、白术助运，四药分工合作，协助附子，使污水处理的各项工作有条不紊地展开。

对于真武汤这一组合中的五大"药"选，唯一有疑义的是生姜。

你看，张仲景对付寒邪入肝时所用的当归四逆汤，为了避免和寒邪发生直接冲突，所以特意舍生姜而不用，这里为什么又用上了呢？

这是张仲景的随意或是疏忽造成的？

当然不是。

这里用生姜，是因为不得不用！

如前所讲，肾是人的先天之本，是人生长、发育、繁衍的根基，一旦寒邪侵入并完全控制肾，则生命之火将随之熄灭，人体这座帝国大厦也将轰然倒塌。所以，此时此刻，面对寒邪的进攻，人体退无可退，也无路可退，必须放手一搏，以死相拼，方有一线胜机。用生姜，既是不得已而为之，又是无可争议的必要之选！

附子就相当于人体的充电宝，可以快速给肾脏这个污水处理厂提供足够的电力和能量，使它恢复正常的运转。

那问题又来了。

生姜这么一位在厨房里都只能跑龙套的主，在人体如此危急的关头，真能放心托付吗？可以和寒邪一战的药物那么多，难道非生姜不可？

你别说，这次还真的非生姜不可。

别看生姜平时不显山不露水的，经常干完活出完力，最后连露脸的机会也没有（煮完鱼虾后，多数时候生姜会直接被扔掉），但是，生姜却有着一项不为人知的特殊本领。这个本领，中医称之为发散水气。

什么叫发散水气？讲白了就是从毛孔中向外排水，从而将人体内多余、没用的水处理掉。

这个作用对此时的人体来说实在是太及时、太重要了！

因为肾这个污水处理厂的关停，人体正饱受四处横溢的污水的困扰。水流入肠道，会引起腹泻；水流入关节，会引起肢体沉重；水流入皮下，会引起水肿；等等。而生姜的到来，让这些遗留问题及时得到了妥善的处置。

所以，在真武汤里出现的生姜，它既没开后门，也非凭关系，它靠的是自身的实力。

当然，用真武汤能解决的问题，对人体来说，还不是大问题。此时寒邪虽然侵入肾，但肾的核心机能并没有受到大的影响。如果疾病在这个阶段得不到及时、正确的治疗，任由寒邪进一步深入，则肾的功能将全面停摆，生命进入"冰河期"而彻底丧失活力。

此时的人体，只能用一句话来形容：怎一个"冷"字了得！

手是冷的，脚是冷的，肌肤是冷的，出的汗都是冷的，只有心暂时还是热的（过不了多久也会变成冷的）……意识是模糊的，睁眼的力气也没有，不想吃东西（吃了也消化不了），大小便失禁……

到了这个阶段，人还有救吗？

有！四逆汤！

挽狂澜于既倒，扶大厦之将倾的四逆汤！

四逆汤，中医方剂中神一样的存在。它的故事，它的传奇，它的秘密，它的威力，它的种种……前已详述，兹不赘言。

斗罢严寒，迎来酷热，这又是一个难缠而可怕的对手。

热
·······

热，也称火，是和寒截然相反的一种外邪，常见于春夏天气炎热之际。

热邪比寒邪更可怕，破坏力也更大！

它起病急，变化快，病势重，更可怕的是，它有时候还会在一定区域内大面积流行！

它就像那一把火，熊熊火焰燃烧了你！而燃烧过后，一切都将化为灰烬！

热邪引起的疾病被称为：温病（瘟病）。

一个曾让无数人闻之色变、闻风丧胆的名字。

然而无论疾病如何恐怖，总会有一群人不顾自身安危，奋勇向前，和病魔搏斗在第一线。他们殚精竭虑、彻夜无眠、苦思对策，他们不图钱财，不为私利，只为守护百姓的健康。他们的名字叫——医生。

在和温病的斗争中，涌现了无数不朽的大医。吴又可、吴鞠通、王孟英、叶天士……他们用自己的智慧和胆识，将一味味普通的中药，打造成了一支支刺向温病的利剑，并由此诞生了中医史上可以和伤寒学派并垂不朽的另一著名学派——温病学派。

北伤寒，南温病。

这就是中医界的少林和武当。

闲话不说，我们重点来看看温病学派是如何战胜可怕的热邪的。

热邪侵入人体，由浅到深可以分为四个阶段。和寒邪不同的是，热邪侵入人体的深浅，并不取决于人体正气的强弱，而主要由热邪自身的"战斗力"决定。也就是说，热邪弱，则入侵程度浅；热邪强，则入侵程度深。

热邪入侵的四个阶段分别称为卫、气、营、血。

卫

卫最浅，相当于寒邪入侵体表的太阳病。此时热邪与人体正气在体表发生激烈战斗，主要症状有发热恶寒（常常发热重、恶寒轻），咽喉痛，头痛，目赤，有汗，舌苔薄白或薄黄，脉象浮数。

同样是邪气侵入体表，为什么热邪导致的卫分病和寒邪导致的太阳病在症状上有所不同呢？

那是由热邪和寒邪自身不同的性质决定的。

寒的特性是收缩、抑制，而热呢，是兴奋，是上升，是让人血脉贲张！所以，热邪侵入体表的后果就是造成人体头面、咽喉等部位（西医称的上呼吸道）的充血和发炎。

此时，由于热邪入侵尚浅，所以对付的办法很简单，只要辛凉解表，将热邪驱逐出境就可以了。

方药：银翘散。

组成：金银花、连翘、荆芥、淡豆豉、淡竹叶、薄荷、牛蒡子、桔梗、甘草。

使用方法：将上述药物捣碎（当然，现在可以用打粉机打粉），将药粉和新鲜芦根一起煎汤，等水沸腾后有香气大出（大概三五分钟）就关火，待温后就可以服用了。症状重的，白天喝三次，夜间喝一次（大约每四小时服一次）。症状轻的，白天喝两次，夜间喝一次（大约每六小时喝一次）。

为什么煎药时间要这么短呢？

中医认为，热入卫分，病位在人体上焦，煎药时间短，可以保留药物中轻清上扬之气，使药力停留在上焦而不下沉（治上焦如羽，非轻不举）。

这一说法有科学依据吗？有！

据现代药理研究，这个方子的药物中很多含有挥发油，急火快煎可以最大限度地减少这些挥发油的损耗，从而使药效得到最大程度的发挥。再看上面的煎药法，等香气大出时关火，正是判断挥发油开始溶出并挥发的时刻，可以说，中医用一个简单的办法，解决了西医可能需要一系列复杂仪器才能解决的难题。

中医的很多方法和理论，看似很原始和落后，其实却是古代智者对自然宇宙规律观察、揣摩、分析、总结后得出的结论和方法，其中蕴含的深意，对事物运行规律的掌控，不但不落后，甚至远远走在现代科学的前面。

气

热邪再深入就到达了气分。

此时的症状是：发热（常常是高热），大汗淋漓，口渴喜冷饮，烦躁，舌苔黄，脉象洪大。

如果你有印象，这些症状正是当年石家庄乙脑大流行时患者表现出来的主要特征。我们也分析过，这些症状背后的根源是人体内环境温度过高。更简单点说，就是因为热邪的侵入，使人体的内环境变成了炎热的"夏天"。

要解决夏天给人体带来的不适，最好的办法当然是降温降雨。

能给内环境降温降雨的，自然非白虎汤莫属。

以下内容纯属回顾，如有重复，不好意思，我是故意的。

白虎汤，出自张仲景的《伤寒论》，主要由石膏、甘草、粳米、知母四味药组成。

石膏、甘草的作用是清热解毒，这就好比在体内安了个空调，冷风一吹，热自然就没了；粳米、知母的作用是滋阴补液，就相当于在炎炎烈日下突然下起了及时雨，不但可以浇灭大地的"火气"，还能让渴得冒烟的土壤畅快地痛饮一番。如此一来，热邪造成的内环境的夏天自然就烟消云散了。

西瓜有着"天然白虎汤"的美誉。如果你不幸被热邪侵入气分，那么敞开肚子吃西瓜（当然喝西瓜汁更好），不失为一个既美味又祛病的好方法。

营

热邪如果继续深入，遭殃的就是营分。

营就是营地。

谁的营地？

血液的营地。

血液的营地是什么？

血管。

在热邪的"烘烤"下，人体血管受损，此时，血液有向血管外泄露的危险。人体表现出来的症状是发热，皮肤斑疹隐隐，心烦不寐，舌红绛，脉细数。

治疗方法：降温（清热）并修复血管（凉血）。

方药：清营汤。

组成：金银花、连翘、黄连、竹叶、犀角（现在只能用水牛角）、丹参、生地、玄参、麦冬。

清营汤是一支组织严密、分工明确、配合默契的联合作战部队。其作战部队主要由三大阵营组成。

第一梯队有金银花、连翘、黄连、竹叶四味药，功效是清热解毒，尤其擅长清心火。它们的主攻方向是降温，尤其是降血管的温度（心主血脉），以修复被热邪灼伤的血管，阻止血液往外渗出。

第二梯队有犀角（现用水牛角）、丹参、生地三味药，功效凉血。主攻方向是让热邪烧灼下逐渐开始"沸腾"的血液"冷却"下来，从而把即将发生的出血危机扼杀在萌芽状态。

第三梯队也有三味药，生地（身兼二职）、玄参和麦冬，这一组合有个别名，叫增液汤，顾名思义，就是给人体增加水液。所以它们的主攻方向，是使人体被热邪蒸腾、消耗的水液快速得到补充。

通过这三大梯队的联合作战，侵入营分的热邪被一扫而光，热邪给人体造成的破坏也被完全修复。

血

热邪侵入的最深阶段是血分。

此时，血液在热邪的煎熬下"沸腾"，溢出血管，造成各种出血症状，如鼻衄、齿衄、尿血、便血、皮下出血等。并且，在热邪的煎熬下，由于水分的大量消耗，血液也变得越来越黏稠，流动性越来越差。

对付方法：给血液降温（凉血）加冷水（养阴），并促进血液流动（散瘀）。

方药：犀角（现用水牛角）地黄汤。

组成：犀角（现用水牛角）、生地、赤芍、丹皮。

其中犀角（现用水牛角）具有强大的凉血功能，能够快速给血液降温，以阻止血液"沸腾"。生地在前面清营汤中已经出过场，它独具养阴凉血的双重功效，主要负责往血液中加"冷水"，一方面可以加快血液的降温，另一方面又使浓缩的血液得到有效稀释。赤芍、丹皮则在辅助凉血的基础上主攻活血，使原先因浓缩而瘀滞的血流恢复畅通。别看这个方子只有四味药，但是药药切中要害，仅用三招就迫使侵入血液的热邪缴械投降。

下面来做个总结。

别看热邪表面气势汹汹，其实它蛮力有余，智慧不足，所以对付起来反而简单。我们只要牢牢把握降温（清热）这一原则，就能彻底瓦解它的攻势。当然，热邪侵入的深浅不同，需要采取的技巧和手段也不同。

热在卫，这时由于热邪侵入程度轻，人体受到热邪的影响小，所以可以用辛凉解表的方法直接将热邪驱逐出境。

当热邪渐渐到气时，整个人体内环境已经变得"热火朝天"，所以就需要用清热泻火的方法，给内环境来场"透心凉"的"雨"，才能解决问题。

热邪进一步深入到营，这时除了给内环境降温，还要处理好血管灼伤、血液变热的问题，所以我们采用清热凉血的方法来对付。

最后，热邪深入血分，导致血热妄行，这个时候最重要的就是凉血、凉血、凉血！只有"沸腾"的血彻底冷却下来，备受热邪煎熬的身体才有康复的转机。

热邪伤人，除了上述四种常规方式，还有一种极端的方式，它只出现在一个特定的季节——夏天。这种方式叫作——暑。

25

暑

暑引起的疾病主要有两个。

一个叫阳暑，一个叫阴暑。

阳暑就是我们平时说的中暑。

暑邪攻击人的方式简单粗暴，就是利用炎热烘烤，使人脱水，体温升高（常在40℃以上）进而造成神经功能紊乱和脏腑功能衰竭。所以，烈日下的户外工作者或者高温车间内的工人常常成为它的主要攻击对象。

要应对暑邪造成的伤害，主要要解决两大问题：一是尽快给内环境降温，二是及时给内环境补水。

而要实现这两大目标，必须有请清朝王孟英创制的清暑益气汤隆重登场。

注意了，一定要是王孟英的清暑益气汤哦！

为什么？

因为不是所有的清暑益气汤都可以拿来治中暑！

难道清暑益气汤还有两个不成？

是的。补土派掌门人李东垣也有一个。

李氏清暑益气汤以黄芪、苍术、升麻、人参、泽泻、神曲、陈皮、白术、麦冬、当归、炙甘草、青皮、黄柏、葛根、五味子等药物组成，功效上益气有余而清暑不足，所以只适用于夏季因多汗、能量消耗过大而造成的疲倦乏力、胃口不开等状况。

一旦遇到真正的中暑高热，这个清暑益气汤是解决不了困局的。

所以后世的大医王孟英经过深思熟虑，创造出了另一个真正意义上的清暑益气汤。

组成：黄连、西瓜翠衣、竹叶、荷梗（此四味清热解暑，给内环境降温）、西洋参、石斛、甘草、粳米、麦冬、知母（此六味养阴生津，给内环境补水）。

就这样！

发现问题，寻找根源，解决问题，这就是中医之道。别看它简单，可它就是用最简单的办法，解决了西医需要动用无数人力物力财力才能解决，甚至还解决不了的问题，这是我们老祖宗的智慧，也是老祖宗留给我们的宝贵财富！

讲到中暑，有个药不能不提，那就是藿香正气散（水）。大家记住了，千万不能拿它来治疗中暑！不能拿它来治疗中暑！不能拿它来治疗中暑！重要的话说三遍！

咦，什么重要的话，说了三遍！

藿香正气散（水）的真实用途是治疗阴暑。

什么是阴暑？

就是由于夏天太炎热，人们都贪凉喜冷，开着空调睡觉，贪吃冷品，于是寒邪夹着湿邪趁着人体防御松懈，偷偷从肌肤、脾胃入侵，造成发热恶寒、头痛恶心、脘腹疼痛、上吐下泻等症状，这就叫阴暑。

所以，阴暑，其实并不是中暑，而是明明在炎热的夏季却得的寒湿内侵的病。

这种状况就不能再清热解暑了，而是要改变策略，用散寒除湿的方法来解决。而这正是藿香正气散（水）的拿手好戏。

组成：藿香、大腹皮、白芷、紫苏、茯苓、半夏曲、白术、陈皮、厚朴、桔梗、炙甘草、生姜、大枣。

此方外祛风寒、内除寒湿，阴暑造成的困扰又一次得到圆满解决。

风、寒、热、暑，加上之前讲过的湿，外来六邪中只剩下最后一种邪气——燥邪。

燥

燥，就是干燥，多见于秋季和北方地区，所以又称
秋燥。

但需要注意的是，燥虽然多见于秋季，但不代表秋季一
定会有燥邪。江南一带，即使是秋季，也经常多雨潮湿，此
时并没有燥。所以，一到秋天就吃银耳、雪梨、百合之类的
食物来润燥的做法是不对的。

秋燥也分两种。

初入秋，气温尚热，此时的燥称为温燥。

深秋，气温已凉，此时的燥称为凉燥。

别看这两种燥名字中都有一个"燥"，但本质上却是完
全不同的。

温燥的燥，是因为温热的煎熬，导致水分消耗过度，所
以温燥的本质是缺水。凉燥的燥，是因为寒冷状态下血管收
缩，水分无法充分供应到体表，所以凉燥的本质是寒。

秋燥最喜欢攻击的对象是肺。

这时，也许只有一首歌最能反映肺的心情：《一千个伤
心的理由》。从风到寒，从热到燥，只要有外邪入侵，第一
个受伤的都是我。

好了，好了，肺你也别再四处抱怨了，你容易受伤害，
只因为你拥有一条和外界直接相通的路：呼吸道。

受到燥邪侵犯的肺，主要症状就是咳嗽。以干咳无痰，

咽喉干涩疼痛，口舌干燥，甚至痰中带血丝为主。此时舌苔常常看起来干燥而缺乏津液，脉象则以细（温燥）或弦（凉燥）多见。

对付温燥咳嗽，需要清热润肺止咳。

方药：桑杏汤。

组成：杏仁、豆豉、栀子皮、浙贝、沙参、桑叶、梨皮。

药方选用平和温润的杏仁、豆豉散邪，使邪去而津液不伤。用栀子皮、浙贝、沙参清热化痰，清除肺中因燥热煎熬而形成的燥痰。最后用桑叶、梨皮润燥清肺，以滋养肺中津液。通过三方面的综合整治，被燥热所伤的肺脏自然就可以迅速恢复正常。

对付凉燥咳嗽，则需要散寒温肺止咳。

方药：杏苏散。

组成：苏叶、半夏、茯苓、陈皮、前胡、桔梗、杏仁、枳壳、甘草、生姜、大枣。

杏苏散其实就是化痰的二陈汤加上苏叶、前胡、桔梗、杏仁、枳壳而成。既可以散风寒，又可以化痰浊，最后又能宣肺降气，促进肺的功能恢复。

至此，外来六邪对人体的侵袭被我们一一化解。

西医视为洪水猛兽的感染性疾病，都逃不出这六邪的范围。无论普通的感冒，还是杀伤力巨大的传染病，其实都可以通过中医对付六邪的办法最终解决问题。

细菌、病毒可以千变万化，但都逃不出生它、长它的自然环境。

掌握了环境的秘密，你就掌握了对细菌、病毒的生杀大权。

热者寒之，寒者热之。最简单却也是最有效的办法，非雾化、消炎能比。

谈笑间，即可让它灰飞烟灭。

万病生于环境，万病又可灭于环境。

这就是中医的智慧。

这也是中医的力量。

中医教你如何预防新型冠状病毒

一场突如其来的新型冠状病毒肺炎，让全中国人民开始了"宅家"生活。面对来势汹汹的新型冠状病毒，我们是否可以通过饮食及有效的措施尽量减少被感染和发病的概率呢？中医告诉你，这完全是可以做到的。

说起中医治疗和预防传染病，那是有悠久历史的。早在秦朝就建立了世界最早的麻风病隔离医院——疠迁所。之后在晋朝葛洪的《肘后备急方》里又有四条关于传染病的记录创造了世界第一：①首次记载了用狂犬脑浆敷贴伤口以免疫狂犬病，比欧洲巴斯德早1500多年；②最早详细记载了天花（虏疮）的症状、传入途径及流行情况，比阿拉伯医生雷撒斯早500多年；③最早记录了恙虫病（沙虱毒），在没有任何放大设备的情况下，却能够将这种病的病原、症状、发病地点、感染途径、治疗方法等描述得清清楚楚，比美国医生帕姆1878年的记载早1500多年；④记载了疟疾的治疗方法，即"青蒿一握，以水二升渍，绞取汁，尽服之"。屠呦呦正是根据这条记载最后研制出了青蒿素，获得了诺贝尔医学奖。明末清初，我国医学家发明了人痘接种术，这一方法随后通过俄国传入英国和欧洲。清朝王孟英于1837年提出霍乱的流行与水源污染关系密切，并积极倡导注意环境卫生，保证水源清洁，还进一步提出了水环境治理的方法和措施，以预防霍乱的发生与蔓延。1854年英国暴发霍乱，约翰·斯诺医生才提出被污染的水携带有霍乱病菌。王孟英就是靠中医中药阻止了霍乱的流行，他的治疗经验最后总结成了《霍乱论》。到了近现代，中医中药在治疗传染病上依然卓有成效，石家庄市传染病医院于1955年用白虎汤治疗乙脑20例，治愈17例，死亡3例，总治愈率为85%，平均疗程1—2周。1956年8月，北京地区乙型脑炎流行，蒲辅周作为专家组成员，提出应遵循"必先岁气，毋伐天和"的原则，采用三仁汤、甘露消毒丹等加减化裁，效果立竿见影，不少危重病人转危为安，一场可怕的疫病得以迅速遏止。

中医在不认识细菌、病毒的前提下，是如何做到治愈这些传染病的呢？这源于中医用自己的观察和思索，发现了比致病菌更关键的因素——环境！为什么沙漠中生物稀少，而热带雨林生物繁多？为什么黄梅天东西容易发霉，而气候干燥的时候又难觅霉菌的踪影？这些变化的幕后主导只有一个——环境！环境主宰着生命，致病菌当然也不例外。细菌、病毒作为地球上最古老的生物，自然也是环境的产物，它们从诞生之日起，就不曾在地球上消失过！甚至从某种意义上说，没有细菌和病毒，根本就不会有人类和多样化的各种生命。平日里，这些细菌和病毒并不会大面积危害人类，只会偶尔骚扰一下抵抗力下降者，这种感染经过常规治疗很快就能痊愈，有时即使不治疗也能自愈，所以并不会让人恐慌。但如果某一阶段，某一区域的气候出现异常，那么平日里安分守己的细菌和病毒，此时就会数量急剧增长，活性增强，甚至发生变异，这就会导致传染病的发生。所以，从这个角度来说，任何传染病的流行，致病菌是次要的，异常的环境才是真正的幕后"黑手"！

对于环境来说，其变化因素只有四个字——寒、热、燥、湿，正是这四大因素的不同变化组合，才造就了自然界精彩纷呈的生物世界。同样，由于每次环境异常都有不同，所以不同环境下，出现致病菌的数量、种类、危害性都是不确定的。跟在病菌屁股后面跑，先检测后消杀的方法，首先存在极大的滞后性，其次存在病菌的耐药性，更可怕的是一旦致病菌未知或是无有效药物，那么初期应对将会手忙脚乱，这也是每次出现新型致病菌会引起恐慌的主要因素。

如果我们转变思路，跳出病菌这个微观世界，你就能发现，无论它们怎么变，主宰它们的无一例外都是当下的环境！SARS也好，甲流、乙流也罢，H1N1、H7N9也好，普通冠状病毒、新型冠状病毒也罢，甚或是一种全新的未知病毒，都是如此！

明白了这个道理，你就知道，对付致病菌，并非只有消杀一条路，还有另一条路就是改变环境！当然自然环境非人力可以在短时间内改变，所以，要想借助环境的力量打败致病菌，我们就要把眼光转向人体的"内环境"。这个环境是人体细胞生存和代谢的环境，也是致病菌侵入人体、破坏人体的第一现场。中医就是通过改变"内环境"的方法，实现对致病菌的歼灭的。帮助中医实现这一艰巨而极具挑战任务的，是一支神秘的"造化之师"——中药。

中药，生于自然，长于自然，是自然环境历经千万年打造出来的治病"利器"。为什么这么说？因为它是环境的产物，它秉承了环境赋予它的特殊"本性"，这些"本性"或用于对抗其生存之环境（如西瓜之清热解暑），或为其生存环境的特性所凝结（如石斛之养阴生津），用中药来调节人体内环境，实在是不二之选。

正因为有了中药这支"造化之师"，才使改变内环境这个设想成为可能，我们也就此拿到了对付致病菌的"大杀器"。接下来的事就简单了，"寒者热之，热者寒之，燥者润之，湿者燥之"，通过这十六字秘诀，中医就可以实现对传染病的预防与治疗。当致病菌失去繁殖的土壤（内环境），结果将会怎样？自然是烟消云散。

再回过头来说说当下的新型冠状病毒肺炎。据报道，此次武汉发现的首例新冠病人来自武汉华南海鲜市场，但这个市场已经开业15年了，之前并未有异常，所以不能因为这次的病毒首先发现于这里（还有待进一步调查），就把所有责任都归咎于它。诚然，此次疫情和它密切相关，但充其量，海鲜市场只是一个载体，在它背后还有更重要的因素——气候。从近3年武汉12月的天气比较中可以看出，武汉2019年12月的气温明显比往年偏高，其中12月8日至15日的最高气温均在15℃以上，随后就进入多雨期，加上海鲜市场内部环境潮湿，正是这种潮湿闷热的环境为新型冠状病毒大规模感染人类创造了基础！武汉卫健委公告显示，登记报告最早的病例出现在2019年12月8日，至12月底发病患者开始增多，并逐渐蔓延开来，这与该病潜伏期1—14天的时间极度吻合。所以，从本质上来说，新型冠状病毒是"湿热"引起的。网上公布的部分确诊患者舌象，多为白腻或黄腻，这也从另一方面证实"湿热"的判断是准确的。另外，值得注意的是舌象中舌体胖大有齿痕者比例不低，这说明很大一部分比例的患者存在水饮内停的状况，这又是导致感染后呼吸困难甚至衰竭的重要因素，所以新冠肺炎在预防和治疗上需要重视利水消饮。

气温下降，天气以阴冷潮湿为主的时候，从环境角度来说，这属于"寒湿"，可以使用具有散寒除湿功效的藿香正气水（须选不含乙醇的）或丸来预防。如果气温升高，雨水偏多，那时环境又会重回"湿热"状态，这时就应改用具有清热利湿功效的四妙丸或三仁汤之类的药物，才能达到有针对性预防的效果。不论是"寒湿"还是"湿热"，其中"湿"都是关键所在，所以，预防上首先要突出"祛湿"这个重点。在饮食上当以清淡为主，少食油腻厚味及辛辣刺激食物，少饮酒，不要过量饮水；在生活中，尽量让家中环境保持干燥。此外，可以适当多吃一些可以利水祛湿的食物，如米仁、莲子、冬瓜、丝瓜等。

（写于2020年1月26日）

也谈新冠疫情下的中药预防

关于这个话题，写还是不写，在脑海中反复思考和斟酌过很多回。写，是因为在疫情之下，中药确实可以发挥独特有效的预防或降低感染概率的作用；不写，是因为我的观点可能会触动某些专家、教授的权威。但我还是决定写，因为人命至重，贵于千金。药非小事，错误的方药不但起不到防治效果，反而可能给服用者埋下致病的隐患，所以作为医者，有些话不吐不快。

目前可见的各种中医预防新冠方案中，最常见的莫过于玉屏风和小柴胡的组合，再佐以化湿、解毒之药，如黄芪、白术、防风、黄芩、银花、柴胡、藿香、半夏组合而成一方。此类方的出发点有三个：一是希望通过玉屏风来增强抵抗力，使人体不容易感染新冠病毒；二是希望以清热解毒药来抗病毒，帮助人体消灭可能入侵的新冠病毒；三是通过小柴胡来强化扶正祛邪的效力。乍一看，这个方子一石三鸟，确实是一个预防新冠的好方子；可是如果你真的懂中医，你就会一眼看出，这实在是一个不懂中医治病之理、牵强附会、闭门造车出来的方子，拿它来预防，可谓有百害而无一利。

在详细解释这个方子为什么吃不得之前，我先来讲几个事例。

1.《三国演义》第八十八回中写到诸葛亮七擒孟获时"时值五月，天气炎热，南方之地，分外炎酷，军马衣甲，皆穿不得……忽报蜀中差马岱解暑药并粮米到。孔明令入。岱参拜毕，一面将米药分派四寨"，这其中的暑药，正是诸葛亮为军队预防中暑和感染瘴气而创制的方药。后世将这一方药称为"诸葛行军散"，亦称"武侯行军散"。主要成分为牛黄、麝香、珍珠、冰片、硼砂、硝石、雄黄、金箔。这个方剂的功效是什么呢？清热解毒、辟秽开窍。

2.古时岭南一带山岚瘴气严重，行走其间极易沾染发病。所谓瘴气，其实就是山中多雾潮湿，加之动植物死亡腐烂，导致大量的致病微生物繁殖聚集，从而导致人类感染发病。《古今医统大全》卷七十六就记载了一个可以预防瘴气的方剂——不换金正气散，只要事先服用，就可以免于瘴气的侵袭。其组成是：陈皮、苍术、厚朴、甘草、草果、半夏、藿香叶。由于其功效突出，可正天地秽浊之气，价可比黄金，故名不换金正气散。正气散的功效是什么呢？祛湿和胃、芳香辟秽。

3.清朝的王孟英，一生都在和霍乱做斗争，并获得了卓越的成效和丰富的经验。在其《随息居霍乱论》中提出了预防、减少感染霍乱感染率的几大方法：

（1）水缸内，宜浸石菖蒲根、降香。

（2）天时潮蒸（潮湿闷热），室中宜焚大黄、茵陈之类，亦可以解秽气。或以艾搓为绳，点之亦佳。

（3）用川椒研末，时涂鼻孔，则秽气不吸入矣。如觉稍吸秽恶，即服玉枢丹（成分：山慈菇、红大戟、千金子霜、五倍子、麝香、雄黄、朱砂；功效：化痰开窍、辟秽解毒）数分，且宜稍忍饥，俾其即时解散，切勿遽食，尤忌补物。恐其助桀为虐，譬奸细来，而得内应也。

（4）无论老少强弱之人，虚实寒热之体，常以枇杷叶汤代茗，可杜一切外感时邪，此叶天士先生法也。见《医案存真》。然必慎起居，节饮食，勿谓有叶先生法在，诸可废弛也。

这些方法总结起来无非一个作用：化湿辟秽。更值得注意的是，王孟英在书中不止一次强调了一个重点：忌用补药！

从以上三个事例可以看出，中医在预防瘴疠疫毒（相当于现在各种传染病）的时候，只有一个出发点，那就是针对引起瘴疠疫毒的环境气候特点。行军散针对暑热瘴毒，故防之以清热解毒、辟秽开窍；正气散针对山岚湿毒，故防之以祛湿和胃、辟秽解毒；霍乱系湿热为患，故防之以芳香化湿、清热辟秽。无论何种疫疠，自古以来，补法不但不用，反而均列为禁忌之法。这又是为什么呢？

所谓补法，就是补虚。什么是"虚"？虚，就是人体能量或物质亏损而造成的一种病理状态。其中能量不足者叫"阳气虚"，物质不足者叫"阴血虚"。补法就是通过药物温阳补气或滋阴养血的特性来补充人体在能量或物质上的亏损。所以补法的运用，必须遵循两大原则：

1.需要在人体确实存在亏损的状态下使用。无亏损状态而使用补药，会导致人体能量、物质过剩，从而造成血压升高、血脂升高、血糖升高、身体肥胖等各种严重后果。

2.需要根据能量、物质的具体亏损情况，采用不同的补法。否则，能量不足去补阴血，或者物质不足去补阳气，不但起不到补益效果，反而会加重人体内部的失衡状态，引起新的疾病。

了解了补法的作用，我们再来看疫疠（相当于现在的各种传染性疾病）。疫疠的发生，并非是感染者身体虚弱，而是气候环境异常，导致局部地区致病菌数量增多，毒性增大，危害性增强（中医称之为"戾气"），即使体质壮实之人，也一样会感染发病。所以，针对疫疠的预防，需要根据气候环境特点，通过药物去减轻、消除异常环境对人体的影响（如环境过热，就需要清热；环境过寒，就需要散寒；环境过湿，就需要祛湿；环境过燥，就需要润燥），这样才能杜绝致病菌在人体内生存和繁殖，从而起到预防的效果。此时如用补法，不但无法消除有利于致病菌生存繁殖的环境，起到预防的作用，更会因为不切合身体的实际状态，反而成为一种新的致病因素！

先说玉屏风散（黄芪、白术、防风）。该方出自宋代张松的《究原方》，但原书已失传，现存方剂录自朝鲜医书《医方类聚》。其功效是益气固表，适用于元气补足、时时自汗、神疲乏力、精神萎靡、易感外邪者。之所以很多新冠预防方中用它，很大程度是把益气固表和增强免疫力这两个概念混为一谈。免疫力低下，其内在原因是多种多样的。且不说阴虚、阳虚、气虚、血虚各种虚证都可以导致免疫力低下，而且痰湿、水饮、气滞、血瘀等实证也一样可以导致免疫力下降。为什么呢？如果把免疫系统看作是为人体守卫边疆的士兵，士兵自身体格虚弱（虚证）自然会导致防御能力薄弱，士兵的供给不足（实证），也同样会造成防御不力的后果。所以，玉屏风散的作用，只对虚证中的气虚有效，根本无法对多数人起到增强免疫力的效果。此外，由于玉屏风散具有固表作用，所以不恰当使用会留下"闭门留寇"的隐患。什么叫"闭门留寇"？家里来了贼，当然是将他先赶跑，如果关起门来，贼见无路可跑，那很可能就会拼个鱼死网破。致病菌入侵人体时也会如此，所以中医在对付外感病时，非常强调忌补。否则将邪气留于体内，正邪相争，两败俱伤，导致疾病缠绵难愈。

再来看清热解毒药。预防方中用这些药，同样是混淆了清热解毒和抗病毒的概念。事实上，清热解毒药的作用，是清除内环境过多的"热"，它本身不具备任何抗病毒、杀细菌的作用。只有当气候炎热或致病菌入侵人体使内环境处于"过热"状态时，才是清热解毒药发挥作用的时候。这些药用于预防，不像玉屏风那样绝对不宜，但只有气温偏高时可用，室内暖气或空调温度较高时可用，感染发病身有内热时可用，如果天气寒冷或素体阳虚、畏寒怕冷者则万不可用。

最后说小柴胡汤（柴胡、黄芩、半夏、人参、甘草、大枣、生姜）。该方出自张仲景的《伤寒论》，是治疗少阳病的主方。这个方针对的是什么呢？是人体正气不足，所以无法驱赶邪气外出，但是正气又不是非常虚弱，邪气也无法深入人体内部，至此正邪双方只能在半表半里之间对峙，从而造成的一种病症。其主要表现为寒热往来、口苦咽干、目眩、默默不欲饮食、胸胁苦满等证（非常类似现代的胆道感染）。其用药特点是用人参、甘草、大枣、生姜扶正气，用黄芩、半夏祛邪气，最后用柴胡引邪外出。如果外感初期使用此方，不但无益于祛邪，反而会引邪深入，导致疾病加重或恶化。而用此方于预防之用，更无理论依据。

那当下新冠疫情，该以何法何药预防为正道呢？

杭州当下（2020年2月中旬）天气以潮湿为主，下周伴随大降温还会有寒，所以散寒祛湿为第一要务。新冠病毒引起的肺炎，其中最重要的一点是它会导致肺间质水肿，从而引起呼吸困难甚至衰竭，这是造成重症和危重症甚至死亡的主要原因。中医认为，肺具有通调水道之职，所以肺间质水肿，是新冠病毒入侵人体后破坏了肺对水液的调节功能所致，所以在预防方中，必须加强人体的水液通调能力，使病毒对人体可能造成的损害降到最低。综合这两大因素，我选择五苓散、甘露消毒丹、藿香正气散进行加减，拟定如下预防方，供大家参考：

泽泻15克，猪苓12克，茯苓15克，苍术15克，通草5克，滑石15克，藿香10克，石菖蒲10克，射干10克，桔梗10克，杏仁10克，白芷6克，苏叶10克，姜半夏10克。每剂煎汁200ml，每服100ml，每日2次。

加减法：不同地区、不同时期可以根据气候的实际情况进行加减。如果气温低，可以用桂枝10克替代滑石；如果气温高，可以用连翘10克替代苏叶。

以上一家之言，虽仓促成文，却也是多年临床、读书积累所得，愿为疫情防控尽一点绵薄之力。

（写于2020年2月15日）

后 记

中医，是一个多数人既熟悉又陌生的名词。

中医，是一门多数人接触过却又心存疑虑的医学。

千百年来，战火纷飞，朝代更替，中医虽然历经劫难，却依旧传承不息。

西学东渐，崇洋之风日盛，中医被排斥、非议、边缘化，却始终屹立不倒。

毁之者，诋其为糟粕；誉之者，赞其为瑰宝。

有人赞其神奇，有人污之骗术。

它，就像是一个谜，流传了千年的不解之谜。

有人破解了这个谜，于是成就了千古传奇。

扁鹊的望而知病、华佗的麻沸散、张仲景的《伤寒杂病论》、孙思邈的大医精诚、叶天士的温热学派……他们没有想出名，却被历史所铭记，被人们所传诵，历经千年而不朽！

也有人妄图以它的名义行骗，却往往落得身败名裂，成为人们茶余饭后的笑柄。

胡"神医"（胡万林）的芒硝，张"神医"（张悟本）的绿豆，还有看照片就能开方的刘"神医"（刘逢军）……你方唱罢我登场，闹哄哄风光一度。但最后呢？这些所谓的神医都成了"神马"（神马都是浮云）。

举世誉之而不加劝，举世非之而不加沮。

这，就是中医。

让人捉摸不透的中医。

又让人心向往之的中医！

思考中医
——对自然与生命的时间解读
珍藏版

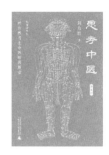

刘力红 著
定价：108.00元
ISBN：978-7-5598-1822-5

- 中医药学是我国古代科学的瑰宝，是打开中华文明宝库的钥匙。《思考中医》作为中医文化的代表性著作，是常读常新的，任何时候阅读，都有收获。
- 《思考中医》热销十余年，首次推出精装珍藏版。

  《思考中医》又名《伤寒论导论》，按照天人合一的观念，从阴阳、伤寒的角度，结合自然的季节、时辰来研究人的疾病与健康，分析了太阳病、阳明病、少阳病、太阴病、少阴病、厥阴病六类病证及诊治纲要，是一部依托《伤寒论》又超越《伤寒论》，从更广阔的视角思考中医理论、中医文化、中华文化的著作。

  为响应读者需求推出的精装珍藏版，作者特作新序《当代中医的作为》表达对当代中医肩负使命的思考；内文做了一些字词修订，质量继续提升；装帧升级，封面烫古铜金经络图，厚重有质感；新增数十幅插图，其根据《伤寒论》等原方中的中草药材绘制的彩图，鲜活悦目。

思考中医
——对自然与生命的时间解读
第四版

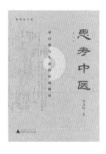

刘力红 著
定价：48.00元
ISBN 978-7-5598-0899-8

- 思考时空、思考生命、思考健康！
- 在图书生命周期日趋短暂的今天，《思考中医》带动的中医文化热不仅没有消减，反而持续扩散升温，有关这本书的议论甚至在传播的过程中上升成为一个关于传统文化的公众话题。

  《思考中医》又名《伤寒论导论》，作者以其对中医经典的执着和热爱，致力于《伤寒论》的研究解读和疑难病症的研究。为了避免深奥晦涩，作者竭力将学术性与趣味性相结合，超越对《伤寒论》的研究，是个案特点和学术规律结合研究的典范。该书名为"思考中医"，是取思考时空、思考生命、思考健康之意，所以它既是中医书，也是传统文化学术书，更是一本超越了时空与领域的人文社科书。

走近中医
——对生命和疾病的全新探索

唐云 著
定价：48.00元
ISBN 978-7-5633-4613-4

■ 一本由专业人士撰写的中医科普读物。对于这个过于快餐化且变数太多的时代，复兴中医传统文化，从精神层面、文化层面到操作层面全方位观照人生自我，营构真正健康、有品位的现世生活，本书事实上做出了令人尊敬的尝试和努力。

　　《走近中医》全方位地对中医进行了解构，开篇就痛快淋漓地回击了歪曲、误解中医的观点，同时又以科学求实的态度反思中医内部存在的偏差。上篇解释基础知识，中篇阐述理论，下篇则介绍方法。难能可贵的是，全篇保持了通俗易懂、深入浅出的特色，生动而有趣，活泼而自然。本书要做的，是在人们心中打开一扇门，一扇通往历史精华的门。

选择中医

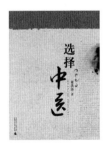

董洪涛 著
定价：42.00元
ISBN 978-7-5633-9812-6

■ 中医是一门自然之学，顺天道而行。逆天而行者，天必责之。
■ 中医不仅是一门临床医学，更是一门传统的东方哲学。中医之美，美在文化。

　　这是一本倡导中医的书，把中医的理法方药与日常生活以及常见病结合起来分析，让读者了解中医，相信中医，并从中医中得益。阅读本书将体会到：中医是一门理论与实践相结合的医学，是一门能治病、能治大病重病的医学。本书以通俗的语言结合临床案例讲述中医，有浅显实用的中医理论，更有养生保健的方法，还有服药注意事项以及常见病的中医处方，是读者了解中医保健知识的优质读本。

内证观察笔记

——真图本中医解剖学纲目
增订本

无名氏 著
定价：46.00元
ISBN 978-7-5633-9036-6

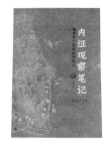

■ 一个道家中医的内证观察笔记。
■ 揭示人天交流的秘密方式与通道。

    中医与西医的根本不同之处在于，中医除了治疗人的肉体，还治疗人的精、气、神。其精气神部分，比如经络穴位、五运六气、五藏六腑，便是与西医完全不同的概念，这些都是中医"内证"的领域。《内证观察笔记》是一本从中医角度谈解剖的书，它甚至不仅仅是一本谈人体奥秘的书，它所揭示的是人的生命与宇宙的交流的独特方式和通道，生命的运行与大自然的神秘关联。本书站在道教文化的知识背景上，将中医的藏腑、经络等放在与宇宙自然的关系中进行说解描画，既有外在观察，又有内在实证，必然会对专门的医家、道家各医爱好者产生极大启发。

挽救中医

——中医遭遇的制度陷阱和资本阴谋

吕嘉戈 编著
定价：28.00元
ISBN 978-7-5633-5937-0

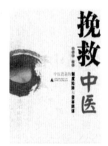

■ 这是一本为中医讨活命的书！

    千百年来，中医是用来治病的，但今天，这个治病者自己就已经病入膏肓了。
    本书用大量资料展现了中医当今的尴尬处境，并从中梳理出造成这处境的文化原因和体制原因。作者追根溯源，从百年来对中医的文化态度背后，揭示出了一个隐藏极深的资本阴谋，进而探究了这资本阴谋是如何作用于人群的观念领域，再通过观念的习惯性运作而演变为一个又一个连环套似的制度陷阱的。中医在这布满陷阱的路途上，步履维艰。因此，本书对中医现行管理制度的批评远多于对其他方面的批评。这是中医文化思考的一种现实延伸。

中医图画通说

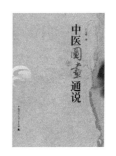

白云峰 著
定价：26.00元
ISBN 978-7-5633-6396-4

■ 用图画极衍阴阳之变！

中国文化中有一系列原理性的图画，从无极太极图，到九宫八卦图，到河图洛书……极衍阴阳之变。这些图画所蕴含的原理，也是中医精神的本质所在。本书从中医角度，对这些图画进行征引申说，并在深入理解的基础上，多所创绘，使人睹图知义，便于宏观上把握中医思维。

中医趣谈

杨辅仓 编著
定价：12.00元
ISBN 978-7-5633-3559-6

■ 中医版"故事会"。

纵观五千年中华医史，不能不为中医神功所感叹，正是：拔骨走血，竭尽其功；诱虫破瘤，竭尽其术；镇风驱魔，竭尽其方。病人之口眼耳鼻肤发手足五脏六腑，尽在奇人手下绝处逢生。本书精选其中传奇，既成医案，又是故事。